# Comida
## no cotidiano

Proibida a reprodução total ou parcial em qualquer mídia
sem a autorização escrita da editora.
Os infratores estão sujeitos às penas da lei.

A Editora não é responsável pelo conteúdo deste livro.
O Autor conhece os fatos narrados, pelos quais é responsável,
assim como se responsabiliza pelos juízos emitidos.

Consulte nosso catálogo completo e últimos lançamentos em **www.editoracontexto.com.br.**

# MAX JAQUES

# Comida
## no cotidiano

INSTITUTO BRASIL A GOSTO

*Fotos*
Alexandre Schneider/Instituto Brasil a Gosto

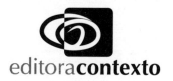

Copyright © 2021 Instituto Brasil a Gosto

Todos os direitos desta edição reservados à
Editora Contexto (Editora Pinsky Ltda.)

*Foto de capa*
Alexandre Schneider/Instituto Brasil a Gosto

*Montagem de capa e diagramação*
Gustavo S. Vilas Boas

*Coordenação de textos*
Bel Moherdaui

*Preparação de textos*
Lilian Aquino

*Revisão*
Bia Mendes

Dados Internacionais de Catalogação na Publicação (CIP)

Jaques, Max
 Comida no cotidiano / Instituto Brasil a Gosto, Max Jaques ;
fotos de Alexandre Schneider ; Instituto Brasil a Gosto. – São
Paulo : Contexto, 2021.
 128 p : il.

ISBN 978-65-5541-131-7

1. Culinária brasileira 2. Hábitos alimentares 3. Gastronomia
I. Título II. Instituto Brasil a Gosto III. Schneider, Alexandre

21-3574                                         CDD 641.5981

Angélica Ilacqua CRB-8/7057

Índice para catálogo sistemático:
1. Culinária brasileira

2021

Editora Contexto
Diretor editorial: *Jaime Pinsky*

Rua Dr. José Elias, 520 – Alto da Lapa
05083-030 – São Paulo – SP
PABX: (11) 3832 5838
contexto@editoracontexto.com.br
www.editoracontexto.com.br

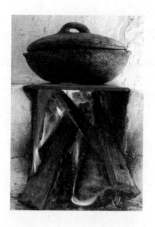

# Sumário

Prefácio .................................................. 7

Tira-gosto ................................................ 9
Mesa posta ............................................... 17
De onde viemos e para onde vamos? ........................ 27
Sobre ganhos e perdas .................................... 39
Criação de pratos e palavras ............................. 51
Gastronomia social no Brasil ............................. 59
Toda cozinheira é uma benzedeira ......................... 67
Cozinha, substantivo feminino ............................ 77
Sopa de letrinhas ........................................ 89
Gastrodiplomacia ......................................... 99
Pela cozinha brasileira .................................. 109

Epílogo: Comida e pandemia ............................... 119
O autor .................................................. 127

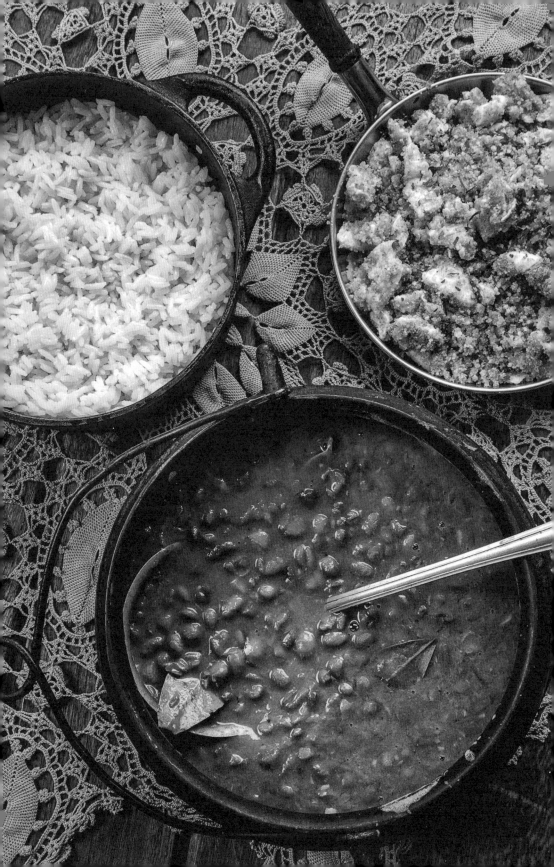

# Prefácio

Pensar sobre comida é pensar sobre as nossas origens. É pensar sobre o nosso contexto histórico, social, econômico e cultural. É avaliar o que carregamos de bagagem nacional, familiar e pessoal. Este livro do chef e pesquisador Max Jaques, com quem tenho o privilégio de saborear uma parceria rica e cheia de aprendizados no Instituto Brasil a Gosto (pelo qual ele fala muitas vezes ao longo dos próximos capítulos), é um convite para que você pense sobre sua comida. Não sobre um ingrediente ou receita específicos apenas, mas o conjunto deles. Para que tire alguns minutos para questionar as motivações e as consequências de cada uma das escolhas que levaram a essa combinação que está posta na sua mesa – ou no balcão, ou na quentinha que leva a tiracolo, ou mesmo enrolada no guardanapo à sua mão.

É ainda um convite que vai muito além de sugerir que você fique de olho no rótulo de embalagens – embora esse seja um hábito recomendável. Na verdade, é uma proposta para que você se livre destas e observe com atenção o quanto o que está prestes a alimentar você, física ou afetivamente, é resultado do seu paladar, do esforço (ou preguiça ou cansaço) e conhecimento seu ou de outros. É uma provocação para que você tenha interesse em experimentar o que come com todos os seus sentidos e também com a consciência.

E, sendo o Instituto Brasil a Gosto uma organização voltada à divulgação e valorização da cozinha brasileira, é claro que o convite é especialmente para que você pense na sua comida, mas também na nossa comida. Descubra e deguste os nossos ingredientes, receitas, formas de fazer e histórias. Traga-os para o seu dia a dia e para o de quem está ao seu redor. Não por bairrismo ou nacionalismo vazios, mas porque aqui eles são mais ricos, mais frescos, mais cheios de saber e de sabor. E porque eles também contam a sua história.

Este livro foi preparado em plena pandemia. Quando muita gente – eu incluída – precisou olhar com ainda mais atenção para o que ia em seu prato. Seja porque os restaurantes estavam fechados (temporária ou definitivamente), seja porque muitos estávamos encerrados em nossas próprias casas isolados, seja porque faltava emprego e, consequentemente, também dinheiro para comprar o que colocar nas panelas. Enquanto centenas de milhares de brasileiros morriam pela covid, mais da metade da população do país vivia em situação de insegurança alimentar (quando não há acesso regular e permanente a alimentos de qualidade). Que privilégio temos os que podem se alimentar e atentar para o que está sendo servido! Não podemos desperdiçá-lo, não é mesmo?

Como vai ficar claro ao longo dos próximos capítulos, neste texto apetitoso preparado por Max com o mesmo apuro que ele dedica a suas receitas, nossa comida é temperada de significados nem sempre evidentes. Combinam-se em pitadas não equilibradas questões de gênero e raça, diplomacia, artes, ciências, crenças, economia, política… e tantas outras que muitas vezes engolimos sem nem mastigar. Por isso, o convite para parar e provar cada um desses insumos com responsabilidade. Bom apetite!

Bel Moherdaui
Diretora de Conteúdo do Instituto Brasil a Gosto

# Tira-Gosto

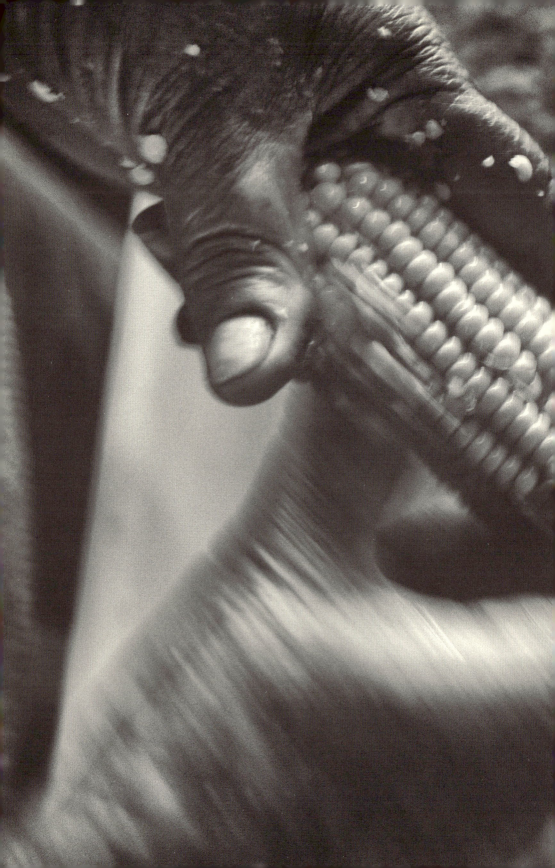

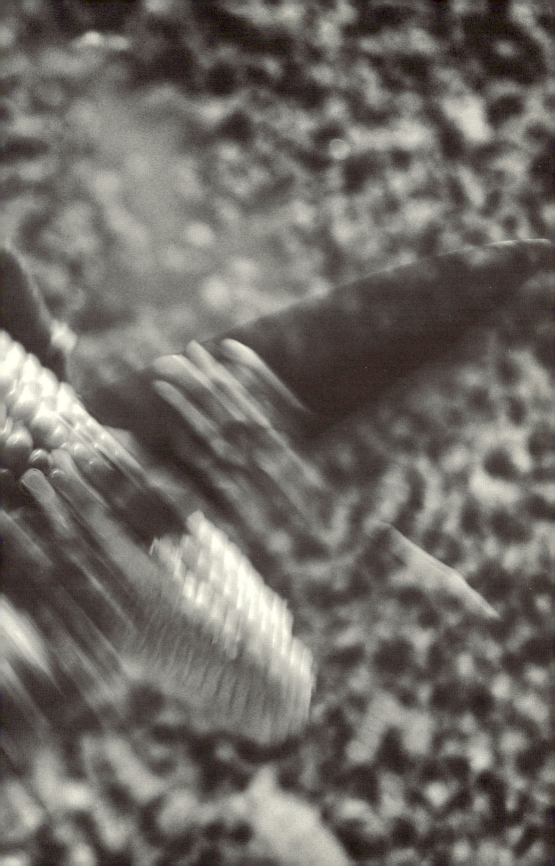

Ainda que não trabalhe em cozinha, nem seja um apaixonado por comer – desses que acordam planejando o almoço com o café da manhã decidido no dia anterior –, mesmo que não seja fanático por ingredientes e receitas, nem reserve suas viagens e finais de semana para experimentar novos pratos, da mesma forma, você deve pensar sobre comida várias vezes ao dia. Mais do que pensar, você com certeza toma decisões relacionadas a ela. Diversas, talvez uma centena, todos os dias, sem exceção.

Acordamos fazendo escolhas alimentares: tomo café da manhã agora ou depois? Fruta, cuscuz, tapioca ou pão? E se eu pular direto para o almoço? Por escolha, por falta de tempo ou por necessidade? Por falar em almoço: sozinho ou em família? A que horas? Em casa ou na rua? Cozinhar ou pedir entrega? Pelo aplicativo ou no restaurante do bairro?

Comer requer escolhas e comemos por muitas razões. Quando bebês choramos alto exigindo comida, talvez sem nem saber por quê. Não tarda para construirmos e ampliarmos nossos motivos. Aprendemos o que gostamos e criamos expectativas. Entendemos que podemos comer por fome, por gula, para ter direito a sobremesa, para flertar, para "tirar esse problema da frente", para não pegar mal. Ainda que seja tão fundamental quanto respirar, tão vital e cotidiano quando dormir, que seja condição para estar vivo, não comemos apenas para preservar a vida. Ao menos, não deveríamos.

Se por um lado comer é instintivo e obrigatório, por outro, a comida é uma construção histórica e cultural. O que comemos, como, com quem, onde, quando, baseado em quais regras e quais conhecimentos torna o conceito de comida mais intrincado do que a mecânica ingestão de ingredientes. Essa complexidade cultural construída em torno e através da comida faz com que ela seja, entre outras coisas, uma das dimensões formadoras das identidades individuais e coletivas.

Comemos para sobreviver, mas também para sentir prazer, para celebrar, para nos despedir, para homenagear, para pertencer. Comemos para impressionar, para apoiar negócios, para selar acordos, para nos distrair e por compensação depois de um dia exaustivo. Comemos por amor e também por raiva. Com prazer e com culpa. Todo sentimento vez ou outra recorre ao aconchego na ponta do garfo. Do luto ao êxtase, passando pela resignação.

Escolhemos nossa comida dentro de um conjunto de opções disponíveis, determinadas por características demográficas e socioeconômicas, como raça, classe social e gênero, por exemplo. E, ao olhar para a comida com essa lente, veremos que um número crescente de pessoas, no Brasil e no mundo, está cada dia mais cerceado em suas possibilidades de escolha, enfrentando diariamente a iminência ou a realidade da fome. Na outra ponta, as toneladas de alimento desperdiçadas diariamente ao longo das cadeias de distribuição nos fazem pensar que não falta alimento, o que falta é garantir o acesso a ele.

Falar sobre comida nunca é simples, porém é quase sempre sedutor. Pelas boas memórias que nos desperta, pela fotografia histórica que nos proporciona, pela expectativa de mudarmos o mundo através dos nossos pratos. Pela forma como a comida está refletida na linguagem, na literatura, nas artes, na economia, na organização das cidades, na tecnologia, na expressão "arroz com feijão" – que nos fala sobre aquilo que é básico –, na música que canta a manufatura da mandioca, da manipueira ao tucupi, nas delícias que fazem cheirar as páginas dos escritores modernistas, na garantia de sobrevivência de comunidades tradicionais – através dos produtos das suas roças. É também menos romântica. É sobre guerra, desigualdade, exploração humana e animal, esgotamento de recursos não renováveis, escravidão.

"Tipiti", música composta e gravada por Dona Onete.

E é isso que ofereceremos nas próximas páginas: uma conversa sedutora como um ensopado sedoso, que nos conduzirá suavemente a pensar a cozinha que compõe nosso cotidiano. Uma cozinha, portanto, brasileira – com as multiplicidades que esse conceito carrega, seja em suas raízes, histórias, ingredientes, técnicas e pratos, espalhados pelo nosso território ou carregados por seus emigrantes. Essa é a cozinha que começa a ser feita na terra, não no fogão. Afinal, a origem da comida é a lavoura, e o caminho são os saberes tradicionais trazidos para a contemporaneidade com ajuda das novas tecnologias. Comida que nos lambuza de Brasil e que também se desafia a ser uma plataforma de transformação social. Cozinha brasileira com cara e cheiro de fresca, que espelha um modelo de sociedade e que dá água na boca só de imaginar.

# Mesa posta

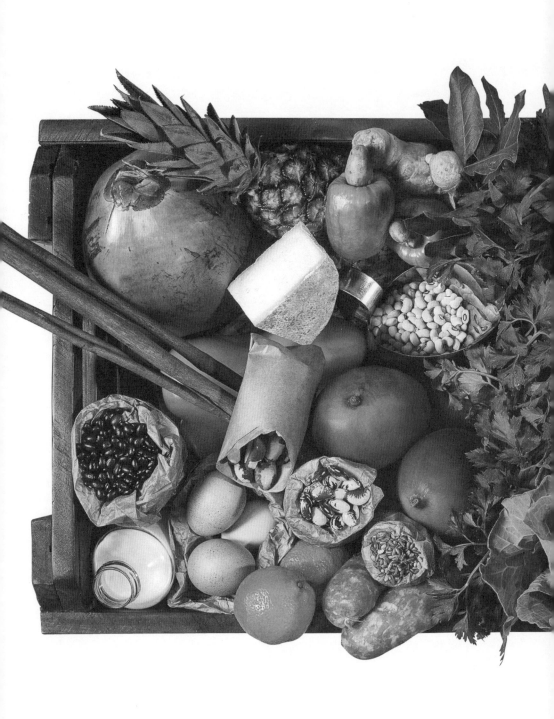

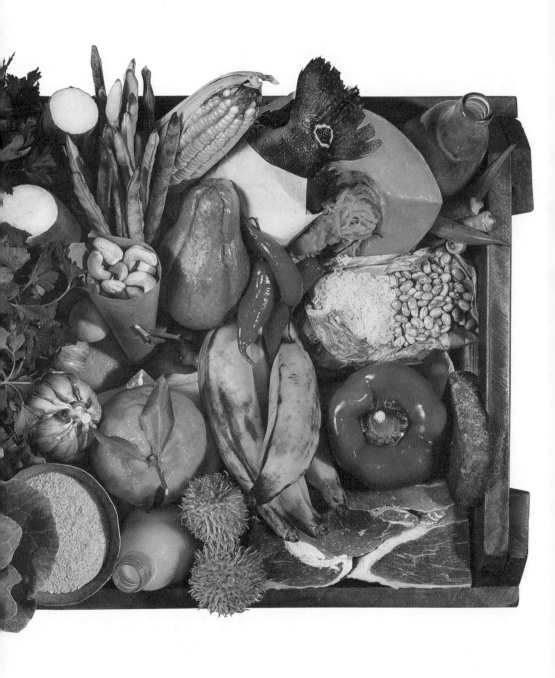

Por ser vital à subsistência, comer é um dos comportamentos inaugurais da nossa chegada ao mundo. Respiramos e choramos quase ao mesmo tempo e, em seguida, comemos e dormimos. Esse ciclo se repetirá infinitas vezes enquanto estivermos vivos, dado que oxigênio, nutrientes e descanso são os pilares de sustentação da vida humana.

Nascemos bastante dependentes, diferentemente de boa parte das espécies animais. Se largados à nossa própria sorte, morremos. Afinal, não há instinto que supra as nossas necessidades primárias. A bem da verdade, a sobrevivência de um bebê humano exige não só pais, como também uma sociedade presente e pregressa. Abandonados, não sobrevivemos. Fato que se dá, obviamente, pela vulnerabilidade física do humano recém-nascido, mas não só. Além das demandas biológicas, dependemos também de alguém que nos alimente e, para começar, nos apresente ao tema deste livro: a comida.

A introdução aos saberes da alimentação toma bastante tempo. Enquanto os filhotes da grande maioria dos mamíferos precisam de alguns meses para comer com independência, nós, humanos, levamos anos para compreender, decifrar e intervir sobre as complexas cadeias de produção e consumo de alimentos. Pare para pensar: com quantos anos você se alimentou sem nenhum auxílio pela primeira vez? E quando começou a cozinhar? Aos 11, 25, 40? Você se lembra da primeira ida ao mercado por conta própria? Levamos anos desenvolvendo as competências para gerir nossa alimentação, e esse processo de aprendizagem segue se aprimorando ao longo de toda a vida. Ainda que signifique aprender a ligar para o delivery.

Relatos indicam que mesmo dentro das nações indígenas brasileiras e, entre elas, nas etnias que vivem na floresta, onde a comida não passa por uma intermediação comercial, o recém-nascido precisa de suporte ao longo de alguns anos até que esteja habilitado a comer e beber sozinho. No mínimo, até que seja capaz de se locomover.

Não é pouca coisa. Faça aí o exercício de tentar imaginar tudo aquilo que você sabe sobre comida. Todos os ingredientes com os quais já teve contato e a forma como eles foram preparados: descascados ou não? Crus ou cozidos? Pense nas nuances de sabor e nos temperos que garantem essas percepções: doce, salgado, ácido, amargo, apimentado. Vamos mais longe, até a habilidade desenvolvida pelo olfato que nos anuncia se o alimento está adequado para consumo ou se estragou. Treinado também é o olho para identificar o aspecto de um alimento fresco ou em decomposição. Não nascemos sabendo a diferença entre cheiro verde e samambaia, e você vai concordar que essas informações são fundamentais para o nosso prazer e sobrevivência. Afinal, somos os únicos animais que cozinham e, portanto, os únicos que precisam aprender a cozinhar.

Outra característica importante da nossa espécie é que somos sujeitos sociais. Isso quer dizer que necessitamos do outro na intermediação entre nós e o mundo. Vivemos em bandos, em sociedades complexas que se organizam em muitos modelos pelo planeta. E, apesar das diferenças entre elas, há uma semelhança contundente: social também é a nossa comida e o conhecimento transmitido em torno dela. Não é exagero afirmar que o conceito de comida passa e ultrapassa o campo da natureza.

É na vida em sociedade que somos amparados por todos os saberes ligados à alimentação e que nos permitem a sobrevivência. Informações fundamentais, dado que nem tudo que está disponível no mundo é comestível e, entre aquilo que é comestível, cada sociedade determina o que entrará na sua dieta. O conjunto de conhecimentos que nossos antepassados nos transmitem nos indica a forma como degustaremos o que existe ao nosso alcance. Como manusear cada um dos ingredientes? Assar, ferver, descascar, demolhar, fermentar, retirar os espinhos, fritar, marinar... entre uma centena de manejos possíveis. Toda essa tecnologia, construída ao longo dos séculos e transmitida principalmente pela oralidade, nos conta de um caminho imenso percorrido da machadinha à gastronomia molecular.

Aprendemos o que comer e, em consequência, o que não comer. Se em algumas regiões do Brasil degustar formigas soa indigesto, em outras a prática é corrente e esses insetos são usados como iguaria cheirosa no tempero de farofas. O mesmo se repete com uma série de outros insumos: fungos, moluscos, répteis, vísceras, vegetais (até venenosos), frutos com espinhos, cascas de árvores, larvas, raízes, grãos, flores. O que soa bizarro e até cruel em uma região, em outra é desfrute cotidiano e desejado.

A malha social nos fornece elementos ainda mais complexos. Além de nos instruir sobre o que comer e como comer, também nos dá indicativos de quando, por que e com quem. Se, em geral, começamos a vida com o leite materno, logo somos introduzidos a uma diversidade de ingredientes definidos pelo espaço geográfico e pelo tempo histórico em que nascemos. Tempo e espaço, aliás, são fatores decisivos quando falamos de comida. Alguém que nasce neste momento no Brasil receberá uma educação alimentar muito diferente daqueles que estão no Japão. Da mesma forma que os hábitos alimentares de quem viveu por aqui em 1600 eram bastante diversos dos atuais.

Diante das variáveis que apresentamos, podemos afirmar que comida é o ingrediente retirado da natureza e atribuído de símbolos e significados da nossa cultura e história familiar e individual. Esses símbolos e significados farão com que parte dos brasileiros não misture manga com leite, ou acredite que desfrutar de um prato de lentilha no Ano-Novo traz prosperidade, ou imagine que engolir chicletes cole as tripas, ou não coma carne vermelha nas sextas-feiras santas. Tudo isso se dá por uma intervenção cultural, uma razão simbólica, algumas vezes, inclusive, religiosa. Mitos e tabus alimentares nos apresentam outra dimensão que influencia nossas decisões. Pão de queijo é para o café da manhã ou para o lanche, não para o almoço. Feijoada se evita no jantar e churrasco é para os finais de semana. A definição do que será por nós considerado comida é permeada por um conjunto de regras que abordam os aspectos mais cotidianos da alimentação, como horários e quantidades e até os relacionados à crendice popular.

A aproximação com as ciências biomédicas também é uma intersecção importante que nos direciona na definição do que comporá ou não nosso cardápio, podendo um ingrediente historicamente fundamental para a alimentação de um povo cair em desuso – ou ser reabilitado. A banha de porco entra no primeiro caso. Demonizada pela fobia às gorduras, amplamente difundida nas décadas de 1980 e 1990, foi gradualmente substituída por óleos vegetais transgênicos oriundos da monocultura da soja e do milho. Serão eles realmente mais benéficos?

Desde o tempo das curandeiras e benzedeiras, incluímos ou retiramos alimentos do nosso cotidiano com vistas à saúde. Na região Sul do Brasil, era comum recomendar às parturientes o consumo de cerveja escura (Malzbier) para aumentar a produção de leite materno. Já na Chapada Diamantina e em outras regiões da Bahia, como uma herança portuguesa, a recomendação era o pirão de parida, feito com galinha criada no quintal.

Ingredientes, quantidades e maneiras de comer podem servir também para reforçar posições de *status* dentro de uma sociedade, como acontece com certos alimentos restritos a determinadas classes sociais. No Brasil, essas nuances se fazem notar quando se fala no que seria "comida de rico" ou "comida de pobre", em muitos casos um eufemismo para falar de ingredientes importados em detrimento dos nacionais, supostamente inferiores. Ou quando mudamos o cardápio dependendo da posição social em que se encontra o convidado que será recebido: o chefe, o padre, o amigo ou o subalterno.

Nuances como essas nos permitem afirmar que a comida é pelo menos três coisas: expressão de uma coletividade; veículo de transmissão de valores abstratos; e formadora da nossa identidade individual. Comida é também um vetor de organização social a partir da qual se desenham modelos de cidades e sociedades em que vivemos. Nesse sentido, ela intervém em duas frentes: por um lado, é uma lente pela qual conseguimos compreender um ângulo da História de um determinado grupo; por outro, é motor da modificação constante das sociedades. E é sobre isso que falaremos no próximo capítulo.

De onde
viemos
e para
onde vamos?

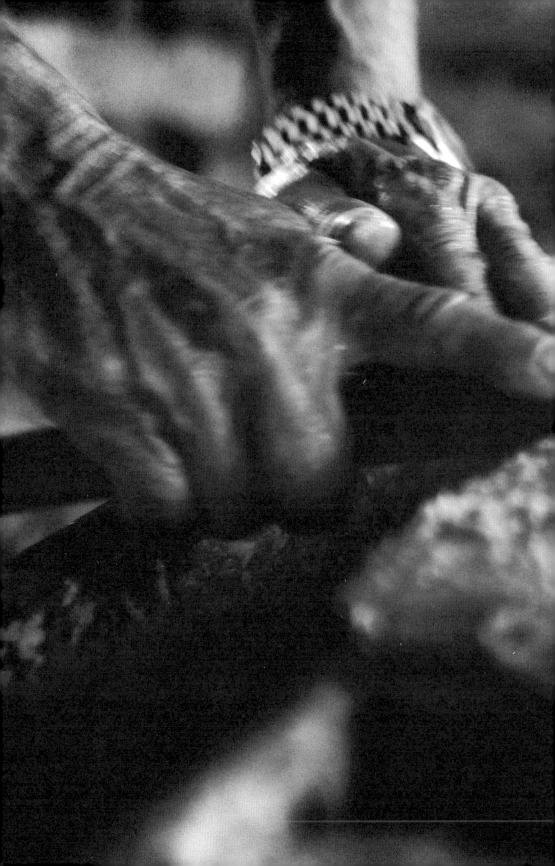

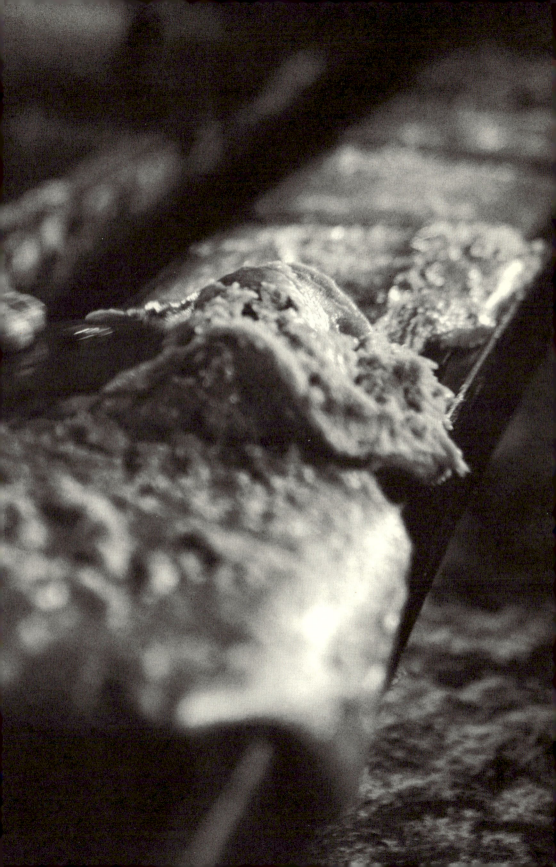

O ano é 2021 e a cena é corriqueira: enquanto a água do café esquenta, preparo o outrora condenado, agora repaginado, coador de pano. Tiro a goma de tapioca da geladeira e aproveito a porta aberta para decidir o que entrará no recheio. Há dias em que o paladar pede doce, em outros, salgado. Quando este é o caso, generosas fatias de queijo se juntam a pedaços de tomate e algumas folhas de alfavaca (ou manjericão ou qualquer verdinho que estiver por perto, se tiver). Quando doce, a banana cortada em rodelas ganha uma pitada de canela e raspas de limão. Recheará a tapioca a mesma fatia generosa de queijo brasileiro, talvez Canastra, talvez de búfala. Enquanto a frigideira aquece e transforma a goma em grude, a água quente escalda o coador. Tomo meu café da manhã enquanto o dedo polegar empurra pra cima as notícias do dia expostas na tela do celular.

Meu dia seguirá sendo contornado por ingredientes. O feijão que deixei descongelando para o almoço; o fubá que resolvi experimentar depois daquela ida à feira agroecológica; o quiabo que veio na cesta de orgânicos, ensacado com espigas de milho, inhame e meia dúzia de bergamotas. Terminado o café, ligo o computador e começo a ler qualquer coisa sobre comida. Talvez um artigo sobre o impacto dos ultraprocessados na alimentação das populações indígenas, talvez uma notícia da liberação de mais uma entre as centenas de substâncias potencialmente cancerígenas utilizadas como agrotóxicos e fertilizantes.

Corta para 1957.

> A cena é corriqueira: quando o galo canta e as crianças acordam, Dona Senhorinha já está com o fogão à lenha aceso e a polenta esfriando no tabuleiro. A radiola compete com o galo e traz notícias do dia. A filha mais moça – que 30 anos mais tarde se tornaria minha mãe –, embora relutante, atravessa o terreiro marcado pela geada para espremer cana-de-açúcar e coletar a garapa que adoça o café. Açúcar e sal, únicos ingredientes comprados na venda, são de uso cuidadoso e restrito. O sol começa a raiar quando os irmãos mais velhos terminam seu desjejum de polenta com leite e partem para a roça, na lida de amarrar cana, colher milho, ordenhar as vacas, pilar o café.
>
> Lá pelas 9 horas da manhã, pratos de ágata sobrepostos e amarrados com um pedaço de pano formam a trouxa ideal para carregar a farinha de mandioca que acompanha bananas, batatas e carás assados. Transportados até a roça por um dos caçulas, são a merenda que dá energia para alcançar o horário do almoço, marcado pelo sol que queima a moleira.

Corta para 1921.

> A cena é corriqueira: as quartas e quartinhas, recipientes de cerâmica tradicionais, guardam, além de água potável, farinha de mandioca fina. No caibro do casebre

de taipa, um cacho de bananas amadurece protegido dos morcegos. Na frente da casa, além do mar, fonte do principal ganha-pão, a rede de pesca se estende pela cerca, que por sua vez também serve de aparato para secar o peixe. Aos fundos da casa, uma pequena roça fornece o aipim para a farinha.

O café da manhã, que nessa época não leva esse nome, se resume ao peixe seco escaldado na água, que, ao receber farinha, se transforma em pirão. Dona Senhorinha, minha avó, que aí não passa dos 7 anos, dá conta de alimentar os irmãos mais novos enquanto o pai busca no mar o sustento dos filhos e na aguardente o alento para a vida de viúvo. Do almoço se espera o mesmo peixe seco cozido com feijão. Vez ou outra, a carne de caça dá folga ao pescado e, acompanhada das couves, coentros e batatas colhidas, traz ares de festejo e prosperidade.

Esses relatos percorrem a trajetória do café da manhã da minha família, da infância da minha avó materna, nascida em 1913, filha do projeto de colonização açoriana do litoral catarinense, até os meus 35 anos, atual morador de São Paulo, uma das dez maiores cidades do mundo, passando pela minha mãe, que vive no Vale do Itajaí-Açu (SC). Há muitas diferenças e algumas semelhanças nas mudanças identificáveis nesses desjejuns. O aipim segue presente: no pirão de peixe da minha avó, na trouxa de banana frita da minha mãe e na minha tapioca. Herança indígena brasileira que se fez sinônimo de pão na memória e saudade lusitana.

Entre as diferenças, um sem-fim. O peixe seco é tão ausente da minha dieta quanto a polenta com leite, e os dois, quando entram, estão longe do café da manhã. As batatas, outrora assadas na lenha da trempe, hoje podem levar temperos frescos, gorduras diversas, sal de variadas cores e são assadas em fornos elétricos.

Enquanto Dona Senhorinha, ainda criança, dava conta da fome dos irmãos somente com ingredientes plantados ou coletados no entorno do casebre de taipa, eu, na maioria das vezes, não faço ideia de onde vêm os componentes do meu prato. Isso porque o café que acompanha minha tapioca pode ser tanto gaúcho quanto amazônico. O polvilho doce que hidratei para preparar a goma, por sua vez, vem de um armazém cerealista, podendo ser subproduto de aipim catarinense, mandioca mineira ou macaxeira pernambucana. Talvez uma mistura dos três.

Se meus pais e tios se alimentavam com aquilo que produziam na roça, comprando sal e açúcar para complementar, no meu apartamento não se produz nada do que é consumido. Não por falta de tentativas. O décimo andar de um prédio no centro de São Paulo já se provou nada convidativo para a agricultura de subsistência.

Paralelamente, o mercado não perdeu tempo. Tem sido cada vez mais comum ouvir falar sobre a origem dos alimentos. As noções de rastreabilidade e procedência têm ganhado espaço entre os consumidores e se tornado o diferencial de marcas e linhas de produtos. Esses conceitos fazem sentido, é claro, num cenário em que há uma distância cada vez maior entre quem produz e quem consome, entre o campo e a cidade, numa sociedade em que mais de 80% da população vive em espaços urbanos.

Observe que na linha evolutiva da nossa espécie, durante milênios, fomos caçadores e coletores. Isso significa dizer, *grosso modo*, que nossos antepassados caminhavam em grupos pelo território, desfrutando dos alimentos disponíveis na natureza em cada época do ano. Quando o clima mudava ou a reserva natural escasseava, era hora de migrar e, quem sabe, voltar mais tarde.

O desenvolvimento da agricultura é, sem dúvidas, o mais icônico exemplo de como a forma de obter alimentos alterou drasticamente nossa organização social. É a agricultura que nos permite permanecer. As plantações tornaram mais vantajoso se fixar em torno de uma terra fértil a migrar em busca de novos recursos. Permanecemos e começamos a acumular. Levantamos um abrigo para nos proteger e assim também o fazem nossos pares. Dito de forma superficial, em algum tempo, criamos um pequeno aglomerado que, ao aumentar sua produtividade e perceber algum excedente, começou a estabelecer relações de troca. Aí está o embrião da economia em que vivemos hoje.

Observe que a história do Brasil está completamente intrincada com a história da produção de alimentos neste território. Com a chegada dos portugueses no século XVI, se estabelece por aqui a primeira monocultura: a da cana-de-açúcar. Totalmente oposta ao modelo de produção dos povos indígenas originários do nosso país, a monocultura da cana faz um profundo corte no jeito de viver daqueles que aqui habitavam.

O alimento, que antes era coletado ou manufaturado para consumo das etnias brasileiras, agora passa a ser item gerado para o outro, para o senhor, com vistas a atender às demandas do mercado mundial e proporcionar riquezas para o rei, que as terras daqui conhecia só por cartas. Falamos de duas formas de produzir alimentos – e, portanto, modelos de vida e de visão de mundo – distintos: o primeiro voltado para a subsistência e o segundo para o acúmulo de capital. O primeiro baseado na ideia de que o humano é componente da natureza, o segundo na concepção de que a natureza é objeto de onde se extraem recursos para o humano. Nesse sentido, entendemos que a forma como nos organizamos em sociedade reflete não só o modo como acessamos comida, mas também o modo como nossa organização social influencia a construção dos nossos pratos.

Vamos olhar para essa afirmação a partir da lente do Brasil sacarino. O engenho de açúcar e seus componentes – o canavial, a casa-grande, a senzala, a capela, entre outros – não foram aqui reflexos da continuidade de uma sociedade, foram determinantes impostos a ela. A chegada dos colonizadores interrompeu a evolução natural daqueles que já viviam neste solo e, pelo argumento do açúcar, deflagrou a morte de milhões de indígenas e seus saberes, açoitou milhões de africanos e desenvolveu uma sociedade baseada na dialética constante entre aqueles que nascem para servir e os que nascem para serem servidos. Tudo isso como consequência da produção e consumo de um único ingrediente para o mercado externo.

Passado o ciclo do açúcar, ficaram as heranças e a certeza de que a monocultura funcionava por aqui. Foi assim também com o ciclo do café e do cacau, nas suas respectivas proporções. E segue sendo assim com a atual monocultura de soja e de milho, além da pecuária e da indústria granjeira. Para o mundo, o Brasil nasce através da monocultura e, há quem diga, é o que o levará à morte. De fato, a monocultura em larga escala atende à necessidade de um brasileiro cada vez mais urbanizado, cada vez mais morador do décimo andar e cada vez mais intrinsecamente relacionado com o supermercado do que com os ciclos naturais de produção de comida. Para ele, em geral, mais importante do que saber a origem daquele alimento é tê-lo ao seu dispor e, de preferência, em grande variedade e a preço baixo.

A existência do supermercado – entreposto urbano do agronegócio e da monocultura – é um dos indícios mais claros de como alteramos nosso modo de viver de acordo com a forma como produzimos nossos alimentos. Atualmente, no Brasil, é no supermercado que notamos o quase monopólio dos subprodutos de soja e milho transgênicos, em forma de biscoitos, barras de cereais, salgadinhos, molhos, condimentos, entre outros. É onde se encontram legumes, frutas e verduras uniformizados, todos iguaizinhos e dentro do padrão alcançado às custas do uso de agrotóxicos, fertilizantes químicos e da consequente degradação dos recursos naturais. O empobrecimento das populações autóctones e o uso massivo de plástico são acompanhamentos tão frequentes quanto o arroz do nosso feijão.

É baseado em percepções como essa que surgem movimentos brasileiros e internacionais que visam mais do que à revisão e à transformação do atual sistema hegemônico de produção e consumo de comida. Esses movimentos, formados pela sociedade civil organizada, dos quais destacamos os agricultores e cozinheiros, visam reverter os retrocessos qualitativos do nosso sistema alimentar.

Contudo, a tarefa é muito mais complexa do que parece. Alterar os sistemas de manufatura e usufruto do nosso sustento significa produzir uma intervenção na forma de vida dos consumidores. Estamos dispostos a abrir mão de algumas das opções disponíveis no mercado? Estamos preparados para experimentar novos sabores e aprender a cozinhar novos ingredientes? No cotidiano das nossas vidas urbanas, temos tempo e disposição para nos dedicar mais à cozinha?

As alterações das dietas e as mudanças alimentares de um grupo não acontecem à toa. Resguardam razões mais ou menos evidentes. E, mesmo se não quisermos, a alimentação irá se transformar muito nos próximos anos, influenciando e sendo influenciada pela forma como organizamos nossas vidas.

O café da manhã das nossas avós é muito diferente do nosso. E o nosso é muito diferente do que será o dos nossos netos. As modificações aconteceram e acontecerão. A pergunta é: no final das contas, sairemos ganhando ou perdendo? E, se perdermos, o que perderemos?

# Sobre ganhos e perdas

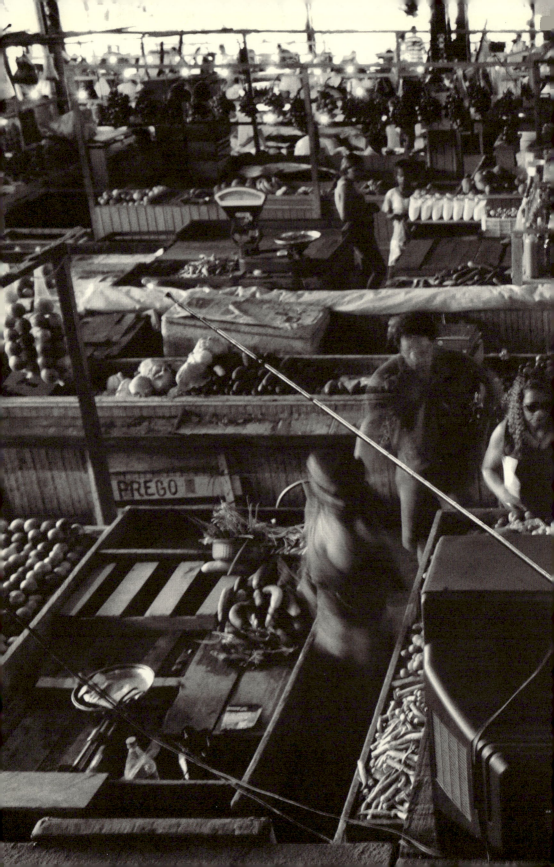

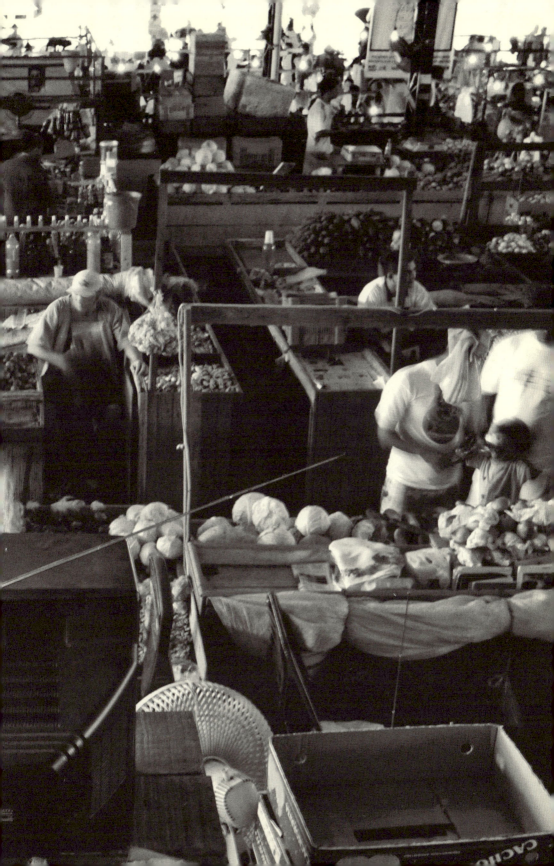

No espaço de um século, inventamos e popularizamos o avião e a internet, a penicilina e a bomba atômica; fizemos os primeiros transplantes de coração; pisamos na Lua; criamos a pílula anticoncepcional, o celular, as linhas de produção; inventamos o plástico sintético, a clonagem de mamíferos. Num século em que o planeta sofreu transformações tão significativas, seria ingênuo supor que nossas mesas passariam ilesas.

Para falar dessas perdas e ganhos nos padrões alimentares, vale destacar alguns ingredientes desse baião de crises, guerras, invenções e transformações que se deram entre o nascimento de minha avó e os dias atuais. Elementos que remodelaram a alimentação contemporânea e que demonstram que contextos mundiais que podem parecer somente notícia do jornal têm a capacidade de mudar profundamente o que teremos que engolir.

Cem anos antes do nascimento de Dona Senhorinha, a Revolução Industrial, ocorrida entre os séculos

XVIII e XIX, fez crescer as cidades europeias. Famílias que viviam em áreas rurais migraram em grande número para os centros urbanos, onde se proliferaram as fábricas. Esses trabalhadores, habituados ao jeito de produzir e consumir no campo, precisaram se organizar de novas maneiras para comer.

É claro: nos loteamentos e condomínios urbanos, os espaços de plantio são menores ou inexistentes. Mais raro ainda é o tempo disponível para o cultivo com as extensas jornadas de trabalho. É preciso comprar toda ou a maior parte dos mantimentos domésticos. Durante o expediente, as refeições, se não ofertadas pelo patrão, precisam ser trazidas de casa ou compradas nas proximidades do trabalho, nos refeitórios, restaurantes, lanchonetes e barracas que se multiplicam em número e formatos. A comida começa a ser terceirizada em grandes volumes, atendendo com alguma comodidade a seus consumidores. No campo, diminuem as populações e intensificam-se as responsabilidades: a cidade está comprando cada vez mais e está a cada dia mais faminta. É preciso alimentá-la!

Já na metade do século, casada e com filhos, Senhorinha vê a Segunda Guerra Mundial jogar sombra sobre o cotidiano. A sensação não é fruto de ingenuidade nem é à toa. A preocupação mais imediata era rezar para que os filhos homens, importante força de trabalho, não fossem convocados a servir ao país. Desse risco, escaparam. A convocação nunca chegou na casa dessa que era mais uma das muitas famílias de pequenos produtores rurais do interior do Brasil.

Escaparam da convocação, mas não tiveram tanta sorte com outras consequências da guerra. Algumas das tecnologias desenvolvidas para combate, como o "agente laranja" – uma combinação de herbicidas usada pelas tropas americanas para desfolhar as matas, facilitando a localização dos soldados inimigos –, começaram a ser adaptadas para a agricultura. Chegavam às plantações com promessa de vitória: aumento da produtividade com menor esforço do agricultor. Contudo, o incremento da produção dependia da compra dos novos produtos e o menor esforço, do investimento em novas tecnologias. Esse cenário tornou ainda mais desleal a disputa entre pequenos produtores e grandes proprietários de terra. Os destinos dos meus pais e tios já estavam traçados. Como tantos outros brasileiros, precisaram optar entre permanecer no campo com condições precarizadas ou engrossar o caldo das cidades em crescente expansão. Os dados do êxodo rural mostram que minha família foi uma de muitas a optar pelo segundo caminho.

Foi também para o ambiente de combate que se intensificaram muitas das técnicas de conservação de alimentos de que desfrutamos atualmente – como os enlatados, desidratados e solúveis –, incluindo aí o forno de micro-ondas. Enquanto a urgência em alimentar a crescente população justificava o uso massivo de agrotóxicos e fertilizantes, as indústrias de beneficiamento tratavam de aprimorar tecnologias que permitissem oferecer uma variedade cada vez maior de alimentos prontos para consumo. Exemplo emblemático é o do leite condensado, que foi de alimento de soldado durante a guerra (bastava diluir em água para ter algo parecido com leite) a ingrediente fundamental em docinho de festa infantil. Aí está a origem dos pratos congelados ou que em três minutos já estão prontos. E o melhor de tudo: com preços adequados ao novo mercado consumidor. Quem resiste a tamanha comodidade?

Mais recentes são os impactos da Revolução da Informação. A comida ganhou as telas. O compartilhamento de receitas atinge redes populosas, fomentando um mercado próprio e gerando profundo engajamento com o tema. Emergem programas de televisão que ora ensinam técnica culinária, ora contam histórias de diferentes países, seus ingredientes, pratos e hábitos alimentares. Agora, além da ida ao restaurante favorito, ato celebratório, de lazer, a comida é entretenimento multiplataforma, mesmo quando nem sequer é degustada. Está na tela: para acessar a receita, comprar o ingrediente, aprender a amolar a faca, comentar publicamente o resultado dos testes. E, como toda transformação, traz ganhos e perdas.

Comida, conforto e comodidade são palavras bastante associadas. E há muitas versões de comodidade possíveis. A que em geral percebemos associada à comida é aquela do esforço mínimo, materializada por uma pessoa exausta, esparramada na poltrona da sala, de onde consegue abrir e fechar as cortinas, comer, trocar os canais, controlar a temperatura ambiente. Quem inaugura essa oferta é a Revolução Industrial, ao apresentar a noção de que o conforto poderia ser alcançado pelo consumo dos bens produzidos pela indústria. O pós-guerra vem entregar a praticidade dos ultraprocessados com publicidade voltada para mulheres que procuravam por tudo que as ajudasse a lidar com a sobrecarga do acúmulo das funções no mercado de trabalho e em casa (desde a alimentação da família até a educação das crianças, passando pelo cuidado doméstico). Da sobrecarga da mulher se fez oportunidade de negócio.

E enquanto os supermercados permitem comprar tudo no mesmo lugar, dos ingredientes da feijoada às algas para sushi, a internet vai mais longe: oferece a comodidade de poder comprar em supermercados de diferentes países, sentado no sofazão com o climatizador ligado. Na tela do celular, as prateleiras de supermercado e as opções de restaurantes são um quase infinito "arrasta pra cima". São tantas opções que ficamos perdidos. Comida do delivery a dois cliques, sem o menor esforço.

É claro que a promessa de praticidade colou. Segue colando até hoje. Colou porque as condições de vida eram difíceis. Não podemos cair no equívoco de romantizar o passado. O ultraprocessado é a materialização do desejo do conforto com o esforço mínimo. Quem não quer um prato de comida fresco e quentinho por alguns centavos e em 30 segundos? É possível? Não. Mas parece que alguns de nós assinaram um acordo para fazer de conta que está tudo bem.

Por justiça, é preciso dizer que só estamos aqui divagando sobre questões alimentares, em plano completamente abstrato, porque há alguém trabalhando no campo. Para que eu possa me preocupar com cebolas meia hora antes de começar a preparar o almoço, é preciso alguém acordando cedo todos os dias. Preparo da terra, plantio, cultivo, colheita, beneficiamento, transporte e distribuição. Estamos isentos de todas essas etapas e desfrutamos do tempo que ganhamos, sem dúvidas. Com esse tempo alcançamos avanços intelectuais, científicos e políticos. Com o "problema da comida" resolvido, com alguém tomando conta dessa necessidade, podemos ousar construir uma rede de computadores conectados mundialmente e, por exemplo, mapear o genoma humano. Podemos exercer trabalhos completamente alheios à lida da terra e, ainda assim, teremos comida. Você compra arroz produzindo o quê? Prédios? Livros? Jantares? Atendendo mesas?

Outro ganho evidente e numericamente demonstrável é o aumento da expectativa de vida da população. Apesar de relacionado com fatores como desenvolvimento científico na área da saúde, também tem forte influência da segurança alimentar. Mas há controvérsias. Se por um lado elevamos a expectativa de vida, por outro, o aumento do consumo de ultraprocessados também fez crescer a incidência de complicações agravadas por hábitos alimentares, como alergias, intolerâncias, subnutrição, obesidade e até câncer. Os avanços que trouxeram maior agilidade e eficiência no fornecimento de alimentos significaram também a uniformização quase artificial dos ingredientes, a cada dia mais assépticos e multiembalados em plásticos altamente poluentes, o que faz com que, para falarmos de ganhos e perdas, também tenhamos que falar de lixo. Se minha mãe, com o leite ordenhado no curral produzia manteiga, requeijão e queijo, eu gerarei uma nova embalagem descartável cada vez que decidir comprar um desses produtos, inclusive o leite. Assim, a degradação dos mares e biomas se tornam alguns dos sintomas perversos – e recorrentes – desse padrão alimentar que se distancia das suas raízes a passos largos.

Entre tantas problematizações, não me surpreenderia que alguns de vocês me sugerissem começar a comer peixe seco com farinha no café da manhã, como Dona Senhorinha. Aqui há dois pontos. O primeiro é que não se trata de mimetizar os exatos hábitos das "avós". O desafio é tomá-los como um referencial possível, contemporizá-los à luz dos desafios atuais, utilizando esse acúmulo de conhecimento para responder a desafios para a comida do futuro. O que faziam as gerações anteriores diante de dilemas semelhantes aos nossos? Podem essas respostas nos ajudar? O segundo é que a sugestão de que devemos voltar a consumir somente aquilo que nossos avós reconheceriam como alimento se baseia, obviamente, numa realidade socioeconômica específica, de países desenvolvidos. Converse com alguma senhora brasileira que viveu sua infância na área rural na década de 1930 e constatará que cozinhar feijão com caruncho era prática mais frequente do que gostaríamos de assumir como sociedade. Ainda vivemos em insegurança alimentar.

Se ganhamos ou perdemos em relação às nossas avós terá, portanto, uma resposta que dependerá de quem somos nós e quem são nossas avós. O que podemos afirmar a partir do que já vimos é que a promessa da comodidade está também relacionada ao afastamento gradual da cozinha. Se posso comprar pronto a um custo e sabor satisfatório, vou aprender a fazer pra quê?

A crescente cartela de opções nas prateleiras do mercado, tão diferentes do leite com polenta do café da manhã da minha mãe, não reflete maior qualidade alimentar. Em grande parte, variações dos mesmos ingredientes – soja, milho, trigo –, essas opções se amontoam, lembrando o mercado da *fast fashion*, onde a produção de novidade é a outra face da obsolescência programada. Carrinhos cada vez mais cheios, saberes cada vez mais vazios no *prêt-à-porter* da comida.

Perdemos ao desaprender a fazer manteiga, assar pão, guardar alface na geladeira, fritar um ovo. Desaprendemos o ciclo básico do plantio, como se produzem as farinhas, como se secam os temperos para que durem. Deixamos de reconhecer que há beterrabas multicoloridas, que juçara é o açaí da Mata Atlântica, que feijão bom é o de véspera e que o segredo do picadinho é o frita e pinga – para quem não conhece, é a técnica de fritar a carne numa panela superquente, pingando água morna aos pouquinhos para retirar o caramelizado do fundo, até ela chegar ao ponto e o caldo ficar grosso.

A promessa era nos deixar mais autônomos, mas, ao que tudo indica, tem nos deixado mais dependentes. Queremos apostar que existe um meio do caminho entre a obrigatoriedade de produzir tudo do zero e a falsa promessa de comodidade ofertada por setores da indústria. Como eu posso, em ambiente doméstico e amparado por tecnologias, chegar ao queijo a partir do leite sem precisar criar as vacas? E como a zeladora do prédio pode ter acesso ao mesmo saber, ingrediente e equipamento?

Quando olhamos para essa balança, essa sinuca em que nos colocamos, verificamos que grande parte de nós ganhou em quantidade, seja medido pelo volume de comida, seja de opções para o cardápio. Mas perdemos em qualidade do produto que consumimos, perdemos biodiversidade, perdemos em sustentabilidade (afinal, produzimos toneladas de plástico que embalam até bananas descascadas), perdemos etnias inteiras, perdemos com a violência no campo e com a manutenção de sistemas agrícolas que ameaçam a vida dos povos indígenas e degradam as relações de trabalho.

Sobretudo, perdemos em autonomia, nos tornando a cada dia mais dependentes de cadeias de fornecimento baseadas em *commodity*, onde a decisão sobre o que será produzido e disponibilizado no mercado é mais influenciada pela bolsa de valores do que pelas pesquisas ambientais e de saúde pública. Um cenário onde usamos agrotóxicos sob o argumento de aumentar a produção e combater a fome. E, no entanto, nunca tivemos tantos esfomeados no mundo.

Houve ganhos, sem dúvidas. O que não nos impede de pautar e condenar os retrocessos com vistas a uma cozinha que seja a cada dia mais justa, prazerosa e saudável: para nós, para nossas comunidades, para quem planta, para quem cozinha e para o planeta.

# Criação de pratos e palavras

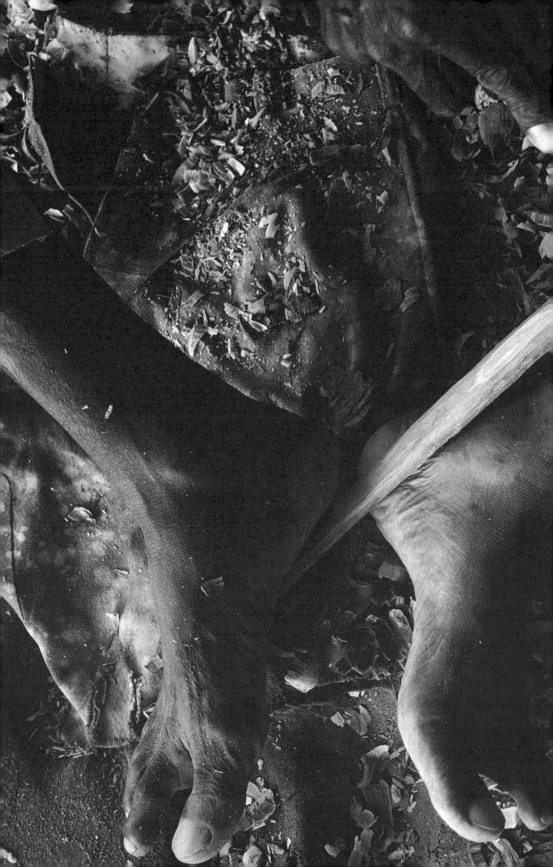

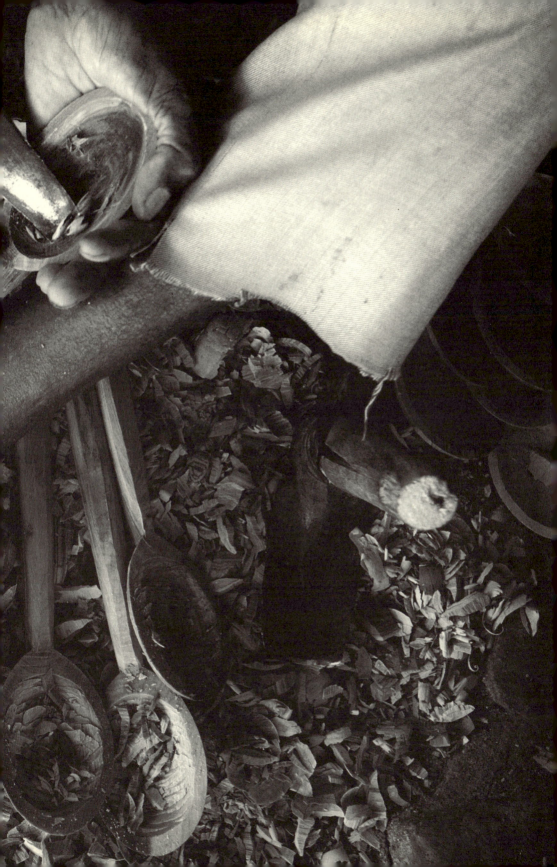

Quantas voltas ao mundo completaríamos se colocássemos lado a lado todos os vocábulos usados para falar de alimentação? Quantos quilômetros alcançaríamos se uníssemos o nome de todas as frutas e de todos os utensílios? Todas as unidades de medida, tipos de embalagem, nutrientes? Quantos milhares de páginas das nossas bibliotecas estão destinadas a definir conceitos que terminam nas panelas? Há quem diga que a cozinha é o lugar das pessoas criativas e disciplinadas e que o fazer profissional do cozinheiro pode flertar com a arte. Que no fogão se transforma natureza em cultura, berço de prazer, memória e nutrição. Dicionários regionais que deem conta de tanta criatividade e que expliquem o que é um prato de baixaria, chibé, barreado, cacetinho, o que é um tipiti e uma xineca. Inventamos pratos e palavras. E ao longo da história criamos muitos de ambos para dar conta dos prazeres do paladar. Dentre essa variedade de olhares possíveis, dois termos, usados muitas vezes como sinônimos, merecem detalhamento: culinária e gastronomia. Tratadas como irmãs gêmeas, confundidas todos os dias, são primas que se visitam com muita frequência. Os trejeitos mimetizados acentuam as semelhanças.

A culinária é o conjunto de saberes sobre ingredientes e jeitos de fazer comida desenvolvido em determinada região ao longo da história. É o termo que usamos quando queremos representar o aparato tecnológico transmitido entre gerações e que nos permite transformar os elementos da natureza. A culinária é a ciência – enquanto conjunto de conhecimentos – do ato de cozinhar, desde a seleção da matéria-prima até a administração das sobras.

Ela está presente em todo ato de manejar elementos para produzir comida: nas nossas casas, nos restaurantes, na produção industrial de fermentados, cafés, chocolates, cervejas, doces. Muito do que hoje está sob a responsabilidade massiva da indústria já foi tarefa doméstica. Molhos, manteigas, cremes e alimentos prontos para consumo são alguns dos muitos exemplos. É no campo da culinária que engenheiros de alimentos buscam referências e técnicas para o desenvolvimento de seus produtos alimentícios. O mesmo fazem os cozinheiros, para quem as técnicas culinárias são um dos principais objetos de estudo. Para dar conta dessa audaciosa abrangência, usarão conhecimentos da Química, Física, Matemática, Biologia, História, Antropologia, dentre tantas outras ciências.

Tenho uma boa história de cozinheiro. No início da carreira, numa conversa de final de expediente, dessas com os pés molhados da limpeza do piso, meu chefe pediu para buscar uma banana no bar, um prato e um jogo de talheres no salão. Temendo constrangimento, mas sem poder revidar, obedeci. Aquela acabou sendo uma das mais espontâneas aulas sobre extração de sabor com intervenção mínima no produto.

Descascou e pediu para que cada um de nós desse uma mordida na fruta. Com o prato apoiado num dos joelhos, cortou o resto da fruta em duas partes iguais. A primeira fatiou em rodelas finas e, mais uma vez, pediu que experimentássemos. A segunda parte amassou com o garfo, e nós de novo comemos. Para nossa surpresa, a fruta ficava mais doce a cada etapa, resultado que você pode verificar em casa. A Física, a Biologia e a Química explicam o fenômeno a partir das nossas papilas gustativas. Para o cozinheiro, não é preciso dominar o fenômeno conceitualmente. Basta o saber culinário que permite manejar o ingrediente para trabalhar diferentes resultados, transformando o ingrediente "bruto" em algo palatável, tenro, saboroso, digerível e culturalmente desejável, objetivo final do seu trabalho.

A sociedade como conhecemos não existiria sem o saber culinário, conhecimento que evita que tenhamos, a cada geração, que (re)inventar o fogo. E enquanto a culinária se ocupa de dar conta dos processos de transformação dos ingredientes, a gastronomia faz uso desses saberes e ainda lança outras interlocuções. Conversa com temas que variam dos mais próximos, como a vinicultura, a hotelaria e a mixologia, até os mais distantes, como o jornalismo e a publicidade. Essa ampliação gera um novo espaço de fazer e de debate. A gastronomia se ocupa da produção de narrativas que tenham a comida como centro, mas que ultrapassam o cozinhar.

Ao delinear-se num campo narrativo, sua construção é feita não só por cozinheiros e chefs de cozinha, mas também por todos que consomem, escrevem, produzem insumos, divulgam, preservam territórios e criam receitas: jornalistas, escritores, influenciadores digitais, membros de movimentos campesinos, historiadores, integrantes de comunidades indígenas, de povos remanescentes de quilombos e de núcleos de refugiados; você, nós e muitos outros.

O importante lugar de interesse que a gastronomia vem ocupando nas últimas décadas aumenta nossas expectativas sobre a atuação de chefs e restaurantes. Além de uma cozinha de boa qualidade, também esperamos que utilizem suas plataformas para pautar transformações no universo da alimentação. Sobre a gastronomia também recai a responsabilidade de conseguir que a celebrização da profissão de chef se converta em melhores condições de trabalho e renda para os trabalhadores de base dos estabelecimentos de alimentação e bebidas.

# Gastronomia social no Brasil

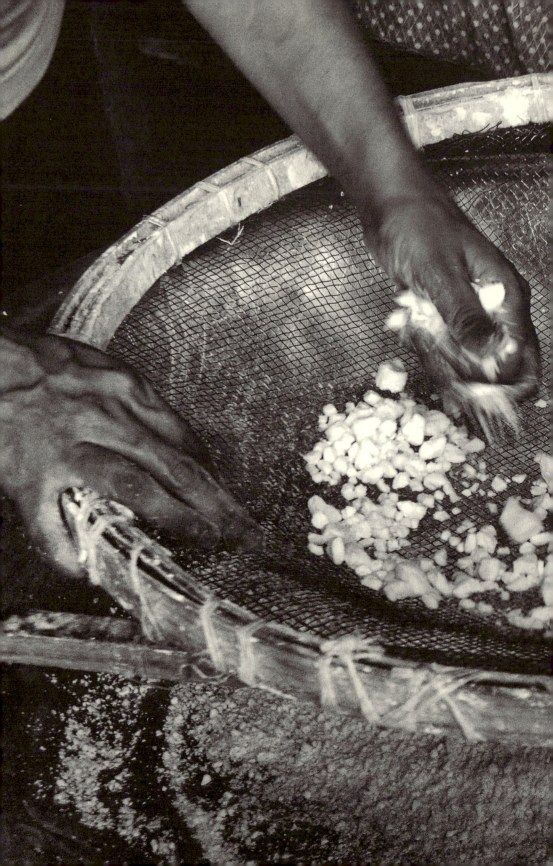

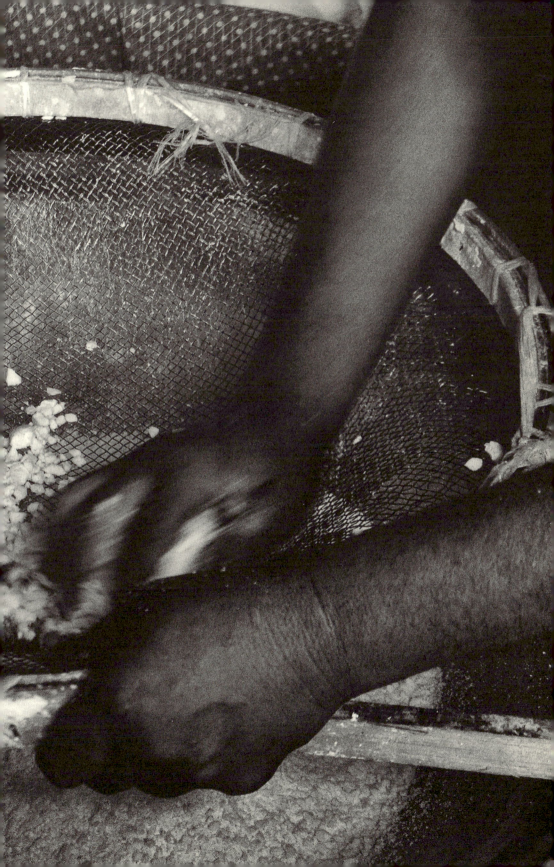

A comida sempre provocou transformações intensas e irrefutáveis no nosso território. Ao longo da história, ela alterou a forma como nos organizamos em sociedade, criou e consolidou nossa posição no mercado externo, criou e redesenhou desafios sociais e ambientais. Mas, apenas há alguns anos, chefs de cozinha constataram o potencial transformador da gastronomia e passaram a utilizá-la como ferramenta de impacto social.

Essas iniciativas surgem num momento em que crises ambientais e sociais se multiplicam, consequências também das nossas cadeias de produção e consumo de alimentos. Ofertadas por chefs, com frequência sem fins lucrativos, as ações que pretendem disponibilizar conhecimento ou recursos em retribuição para a sociedade foram batizadas de gastronomia social. Caracterizam-se como uma forma de intervenção que pode se tornar fundamental num cenário de combate à desigualdade e que, em geral, são há muito tempo feitas no Brasil, nem sempre com esse título.

É nessa esteira, portanto, já no começo dos anos 2000, que algumas figuras renomadas da área começam a expandir sua atuação. É o caso do espanhol Ferran Adrià, que criou a Fundació Alícia, instituição dedicada à inovação tecnológica na cozinha, à valorização do patrimônio agroalimentar e à melhora dos hábitos alimentares, que tem um trabalho importante na criação de respostas culinárias para pessoas com necessidades especiais de alimentação. Outro exemplo icônico, esse com braços no Brasil, é a iniciativa Food for Soul, do premiado Massimo Bottura. Por aqui, o chef italiano se uniu à ONG Gastromotiva para replicar seu modelo de restaurante comunitário, que tem como proposta o combate ao desperdício de alimentos, transformando aquilo que seria descartado em pratos elaborados para serem servidos a pessoas em situação de vulnerabilidade social. Os exemplos latino-americanos são diversos e incluem a pesquisa e salvaguarda de ingredientes andinos capitaneada pelo chef peruano Virgilio Martínez e de ingredientes, receitas e modos de fazer nacionais empreendidas pelo Instituto Brasil a Gosto, fundado pela chef Ana Luiza Trajano, do qual faço parte.

São esses os tipos de ação que recebem o nome, como dissemos, de gastronomia social. Mas proponho, então, um questionamento: existe alguma gastronomia que não seja social, se as sociedades são construídas em torno da comida e a culinária faz parte da identidade cultural de um povo? Não seria correto assumir que toda gastronomia é social, já que produz intervenções na sociedade, sejam elas planejadas ou não?

Essa constatação nos faz atentar para o tamanho da responsabilidade dos profissionais da área de alimentação. Afinal, desde o produtor agrícola ao *sommelier*, produzimos algum impacto coletivo a partir de nossas ações individuais, ainda que esse não seja o resultado esperado e mais evidente do nosso trabalho. E isso acontece em variadas situações, seja quando reciclamos o óleo da fritadeira, ou não; combatemos o racismo nas cozinhas, ou não; quando empregamos pessoas em situação de vulnerabilidade por um salário adequado ou mais baixo que os outros, desfrutando da vulnerabilidade alheia. É fundamental posicionar que estabelecimentos dessa área podem ser agentes deliberados de impacto positivo, assim como, não raro, podem impactar negativamente.

Embora os profissionais da gastronomia sejam personagens recentes nesse cenário, trabalhos como esses não são novidade por aqui. São, na verdade, desenvolvidos por diferentes grupos há muito tempo, ao longo da história do nosso país. Organizações sociais e religiosas acolhem e alimentam vulneráveis há séculos. Associações de moradores e igrejas de bairro não param de fazer festas de largo, pasteladas e fogos de chão, arrecadando fundos para suas ações, que vão desde a assistência a pessoas em situação de rua até a construção de quadra poliesportiva para a escola da vizinhança. Por falar em quadras e escolas, as de samba vendem suas famosas feijoadas para financiar alegorias e desfiles. Sem esquecer os clubes de mães que, ao compartilhar receitas, possibilitaram que outras mulheres se tornem arrimo de família a partir do ofício de sua cozinha. Os exemplos vão desde os mais simples, como estudantes vendendo brigadeiros para celebrar a formatura, aos mais complexos, como os programas de transferência de renda executados por governos federais.

Não é exagero falar que a comida é usada como ferramenta de transformação social desde o primeiro dia de colonização deste território, quando nossos indígenas alimentaram os recém-chegados e esfomeados portugueses. Essas afirmações podem parecer reduzir o prestígio dos que recentemente nomearam esse campo de atuação. Mas, pelo contrário, deve nos fortalecer, nos posicionando como aliados na continuação de uma história trilhada por milhares de pessoas que nos legaram uma herança, como as ganhadeiras, que desde o século XVII combatiam desigualdades com seus tabuleiros.

Não somos super-heróis ao fazer gastronomia social – nem precisamos ser. Também está claro que essas ações não são – e nem precisam ser – puramente altruístas. Além dos impactos sociais, elas também trazem fortalecimento para a marca pessoal ou institucional e podem ser resultado da busca de uma vida (ou uma "bio") de maior impacto – o que não reduz a relevância do trabalho.

O desafio que encaramos é diminuir a distância entre o que é dito social e o não social, atentos para que tudo o que fizermos seja com consciência do impacto. Precisaremos pensar nas mudanças nas relações trabalhistas, nos novos modelos de negócios e na forma como eles afetarão a profissão e a sociedade. É fundamental direcionar que nossos restaurantes sejam agentes de impacto positivo, pautando, no mínimo, relações saudáveis e éticas com funcionários, fornecedores e seu entorno.

Para isso, não será suficiente estudar os clássicos gastronômicos, tampouco dominar técnicas culinárias. Para atuar com gastronomia social precisaremos compreender cada vez melhor a construção histórica do Brasil, como se dá a formação política da nossa culinária, num país em que secularmente se morre de fome. Será preciso ler Josué de Castro, Carolina Maria de Jesus, Darcy Ribeiro, Silvio Almeida. Mas também sair dos livros e dos fogões, construindo conhecimento vivenciando o Brasil que resiste lá fora.

Precisaremos rever, atentos às metáforas, nossas técnicas de corte. Para que nosso ainda elitista cenário gastronômico encontre a complexidade da sociedade brasileira, precisaremos cozinhar nossas certezas em caldos lentos e nos lambuzar de Brasil. Assim, teremos mais chances de construir novos panoramas. Também aumentaremos as chances de que nossos estudantes saiam de suas graduações preparados para o trabalho social tanto quanto para o preparo de fichas técnicas e *pâte sablée*.

Quem sabe, finalmente, poderemos pensar na ousadia de apresentar a cozinha brasileira para o mundo, mostrando mojicas e bolos de rolo, representantes de um país que faz da sua gastronomia o vetor para o combate às desigualdades. Uma gastronomia que seja um prato cheio para o nosso futuro.

# Toda cozinheira é uma benzedeira

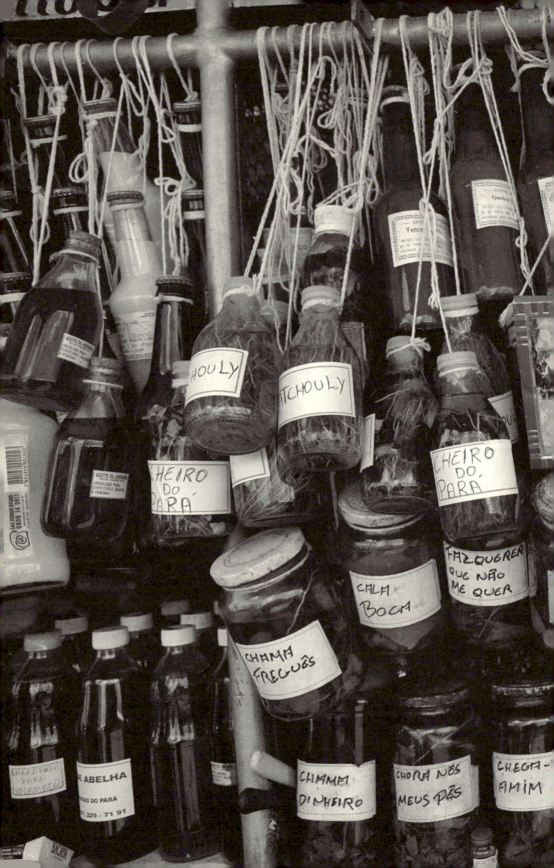

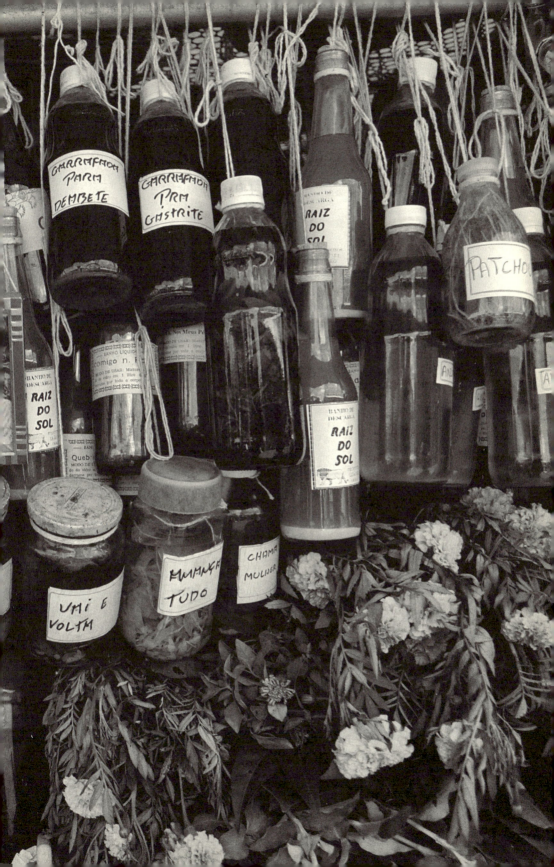

É a linguagem que nos permite conhecer nosso nome e o nome das coisas. Ela nos ensina o que é uma geladeira e também como comprar comida. Ou plantar. Nos transmite a diferença entre colher bananas e colher de pau. É também a linguagem que possibilitará que alguns ingredientes tenham diferentes significados. Quando isso acontece, eles extrapolam as tábuas de corte e vão parar nos pódios, velórios, farmácias e até nos pequenos bolsos das carteiras dos supersticiosos.

Em 2019, quando trabalhávamos na curadoria da programação do I Fórum Brasil a Gosto: Saber para Resistir, Resistir para Preservar, que se destinava a debater a cozinha quilombola brasileira – ou, melhor dito, aquela cozinha praticada por comunidades remanescentes de quilombos no Brasil –, decidimos propor uma mesa-redonda para falar dos insumos dos quintais quilombolas que eram ora ingredientes do almoço, ora tratamento para dor, por exemplo. A importância do tema estava posta. Ele faria articulação com assuntos como o sistema agrícola tradicional quilombola, a educação formal e a transmissão de saberes para os mais jovens e o aquilombamento urbano como estratégia contemporânea.

Faltava um nome que explicasse o tema, sem complicar muito. Algo tão bonito e potente não poderia ser chamado de "O uso culinário de plantas terapêuticas de cultivo quilombola e os saberes intergeracionais femininos", nem de nada parecido. Decidimos, portanto, por "Toda cozinheira é uma benzedeira"! Não sei dizer como o pensamento foi concatenado, mas estava explicado. A expressão não trazia respostas, mas dava o tom afetuoso da intersecção que queríamos debater. As falas incisivas de Elvira da Silva (liderança do Quilombo Ivaporunduva), Patrícia Durães (produtora-executiva e pesquisadora) e Tanea Romão (cozinheira, chef e pesquisadora), que compuseram a mesa, reivindicavam o reconhecimento dos saberes das suas ancestrais e o direito de exercê-los para preservá-los. Lembro de sair encafifado. Aquela conversa tinha despertado muita coisa. Tanta inspiração e tanta culpa para transformar em responsabilidade. Fiquei pensando que a padronização dos ingredientes, sua esterilização e uniformização acomete também a dimensão dos seus significados. E, pior do que isso, dos seus comensais. Isto é, de nós mesmos.

A maioria dos ingredientes percorre longos percursos até chegar às despensas. Do campo até a mesa, além dos desafios logísticos, alimentos também atravessam trajetórias simbólicas, de onde brota diversidade de significados sobre o mesmo insumo. Foi assim que o louro, que há milênios coroa o atleta, pôde também se tornar o louro que tempera nosso feijão. Caminhos que permitiram ao alecrim temperar caldos e também defumar templos e pessoas; à lavanda ser ingrediente de bolos e de tranquilas noites de sono.

No nosso território, tecnologias indígenas, africanas e portuguesas se mesclaram criando, entre outras coisas, as garrafadas. Nessa prática da medicina popular brasileira de preparar infusões alcoólicas com itens botânicos – mas também animais e minerais –, gengibre, mel, especiarias, raízes, castanhas, pimentas, melados e muitos outros se unem não para virar farofa, nem caldo, nem doce: se tornarão bebidas potentes contra o quebranto, tosse, pedras nos rins, prisão de ventre, mau-olhado, "fraqueza" sexual. Espalhadas pelo Brasil, as garrafadas usam ingredientes, flertam com as cozinhas, mas não são comida.

Será que os ingredientes pertencem às panelas e são emprestados para as garrafadas ou o contrário? Nos dois casos está implícita a crença popular – confirmada pela ciência moderna – de que ingredientes do nosso cotidiano possuem propriedades terapêuticas. Se ingredientes podem curar, o que é então uma cozinheira?

Não lembro dos motivos médicos que me condenaram àquela colherada antes do almoço. Doce, amarga e alcoólica. Se me perguntassem, diria que não gostava das garrafadas da Dona Dulce, apesar de nunca ter me oposto a tomá-las. Dos ingredientes nunca soube. Nem rótulo, nem bula. As garantias vinham dos resultados – porque funcionavam – e da fé – ingrediente fundamental do Brasil que conhecemos. O quartinho construído nos fundos da casa da benzedeira e catequista era rodeado por uma horta. Não lembro o que cultivava, mas a trilha que ia do portão à edícula era acompanhado por flores. E das coisas que não esquecerei, como o alcoólico das colheradas, está aquele cheiro que subia de uma moita específica sempre que abríamos o portão. Anos depois descobri que minha memória cheirava a arruda.

Havia uma atmosfera de fascínio parecida com o que sentia ao ver massa de pão crescer e dobrar de tamanho. Talvez alguma sensação de perigo, como espiar o bolo no forno quente. Para uma criança, um prato cheio de fantasia. Logo, o gabinete de benzimento e a cozinha da casa dos meus pais se tornaram laboratórios similares, onde se produziam experiências surpreendentes.

Dos dois ofícios que me fascinavam, aprendi somente o segundo. Hoje me pergunto o que Dona Dulce cozinhava aos domingos.

    A importância da alimentação na nossa saúde está demonstrada pela ciência, tim-tim por tim-tim. Ela explica como o corpo absorve nutrientes e também nos conta em quais alimentos encontrá-los. Ferro nas folhas verde-escuras e no feijão, vitamina C no caju, ômega-3 no peixe. Nas misturas, entre pilões e panelas, benzedeiras e cozinheiras coletam ingredientes do mundo para fazer as combinações dos seus cadernos de receitas. Ao escolher sua matéria-prima, decidem, em consequência, o que nossos corpos receberão das colheradas que prepararam. É pá-pum sem precisar de pirlimpimpim.

    Não sentia essa aura misteriosa e sedutora ao entrar numa farmácia na década de 1990. É claro que havia uma excitação. Mas, verdade seja dita, para aquela criança que vivia os verões escaldantes do interior brasileiro, o impacto era causado por um aparelho revolucionário: o ar-condicionado. Atravessar a porta de vidro da farmácia não trazia cheiro de arruda, mas também se fez inesquecível. Acompanhava bem as luzes fortes, prateleiras milimetricamente organizadas, balcões de vidro que expunham mais do que remédios, novidades que nem sabíamos que precisávamos. Saía sempre com uma pastilha de menta que implorava para minha mãe desde o estacionamento.

    A estratégia era a mesma quando íamos ao supermercado. Antes de sair de casa, os acordos já começavam a ser firmados: o que eu poderia escolher entre todas aquelas opções enfileiradas, naquelas prateleiras tão bem limpas e organizadas, aquela luz branca que iluminava tantas novidades que eu nem sabia que precisava. Entre a farmácia e a benzedeira, a horta e o hipermercado, épocas e formas diferentes de comer e de curar.

    Na cozinha, onde segredos se escondem, a comida não é remédio. Importante deixar isso claro porque não são poucas as tentativas discursivas de equivaler uma coisa à outra – e está aí certa obsessão com alimentos funcionais que não me deixa mentir. Comida é muito mais do que remédio. Suas singularidades nutricionais e terapêuticas são parte de propriedades mais amplas das quais destacamos a comensalidade e a identidade. Olhar para o prato enxergando somente suas características nutricionais representa um equívoco civilizacional, dado que nos tornamos sociedade em torno da comida, não de micronutrientes. Reduzir significados não parece um bom caminho.

Pois a pulga que ficou atrás da orelha depois daquela mesa do Fórum deu cria e virou nuvem – que espero que faça coçar aí também. Ela se tornou um olhar atento para a multiplicidade de sentidos dos componentes da cozinha brasileira. Permitiu olhar para ingredientes como matéria-prima para muitos fazeres que não apenas o culinário; e para a cozinha como um espaço de construção de corpos e sentidos. Fez olhar para o significado do arroz cozido quase em papa recomendado para as dores de barriga; para a mandioca cozida e degustada em jejum contra os males do estômago; para os vários chás e infusões, possíveis de fazer com um sem-fim de ervas e temperos, que ora servem para remediar, ora são tão somente xícaras gostosas para acompanhar a quitanda.

Em tempos tão difíceis, que gostoso poder olhar para esse Brasil que ousa liberar seus mantimentos para que eles saiam das cozinhas e ocupem funções rituais. Com essa permissão é que a canela escapa da cobertura do curau para ser soprada pela casa, convidando a prosperidade no primeiro dia do mês. Dentes de alho escapam dos nossos refogados prometendo espantar o mau-olhado ao lado do sal grosso. Alegam serem, juntos, um filtro de energia.

Não tenho certeza se a palavra existe, mas, pensando bem, parece que os alimentos são grandes "prometedores". Será que são eles que fazem grandes promessas ou nós que alimentamos expectativas altas demais? Sementes de uva guardadas na carteira para atrair dinheiro; maçã e mel, muito parceiras, aparecem em sobremesas e em promessas de amarrar a pessoa amada – que responsa! –; na noite de Ano-Novo, nada de animais que ciscam para trás. Aqui sai a promessa e entra a ameaça: azar durante todo o próximo ano.

Quão vastos podem ser os espaços que a comida ocupa? Quando adentramos o universo litúrgico das religiões afro-brasileiras, entendemos cedo que o aprendizado do Axé passa, inevitavelmente, pela cozinha e seus múltiplos significados. Afinal, os Santos também comem – e bebem! De forma parecida, o vinho e o pão (ou a hóstia) assumem papel central no simbolismo da comunhão católica, representando sangue e corpo de Cristo. As ervas que benzem também temperam. Na cozinha, poções e antídotos borbulham nas panelas, destinados a todos que estiverem à mesa. Dos caldeirões saem preparos que podem dar sono ou energia; fazer suar ou congelar o cérebro; que convidam à sesta, como uma feijoada de domingo, ou excitam, como o primeiro beijinho açucarado em festa de criança.

Exemplos que trazemos para pensar o quanto, na medida em que terceirizamos questões estratégicas – como a forma de produzir e distribuir – da nossa alimentação, fragmentamos nossos saberes sobre os ingredientes, reduzindo nossa cozinha, muitas vezes, a paletas pálidas de sabores, monótonas nas receitas, sem graça na lista de compras e pobres nos significados delas derivados. Pela fartura de conceitos, busquemos a beleza e a poesia contidas na maçã que representa o pecado católico e no padê de Exu que abre os trabalhos. No nhoque da fortuna preparado no dia 29 de cada mês, no manjericão que acalma, na pimenta afrodisíaca, no quiabo que protege de feitiço, na carqueja que acalenta o fígado quando é chá e o maltrata com carinho quando está na caipirinha.

Comida diversa em ingredientes e também em sentidos.

# Cozinha, substantivo feminino

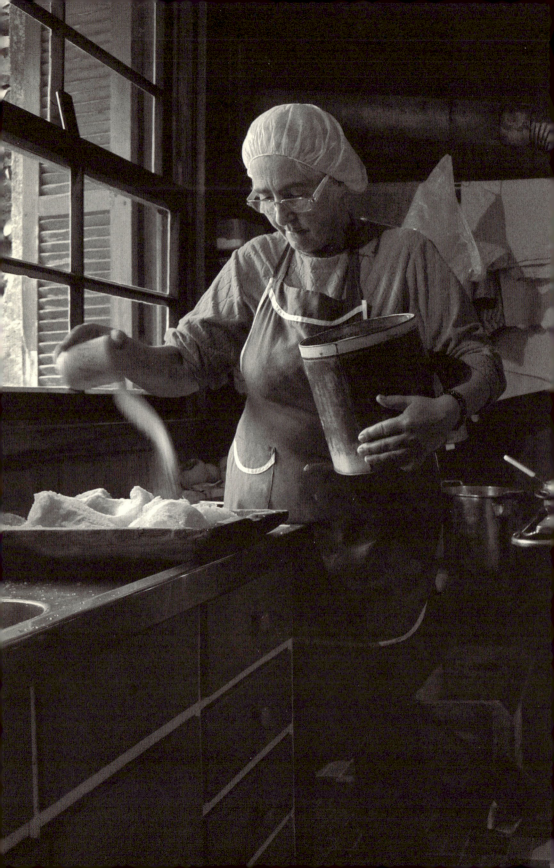

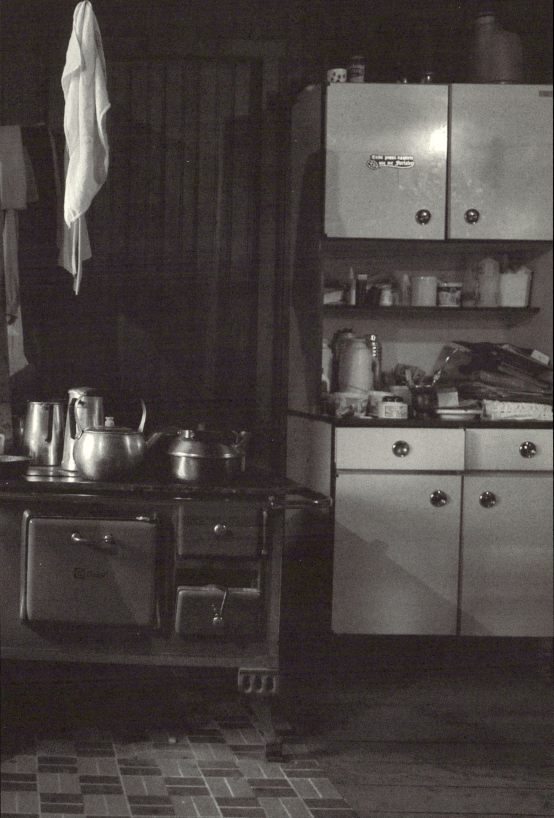

Talvez este seja o capítulo mais delicado do livro. Quando falamos de comida no Brasil estamos sempre falando de um pouco de dor. Seja da dor de quem tem fome nas cidades ou das populações indígenas e camponesas massacradas no interior. Um tema delicado porque é preciso equilibrar uma balança entre não calar a desigualdade e não transformar o sofrimento do outro em espetáculo. Com esse cuidado em vista, exporemos pontos fundamentais na arquitetura das desigualdades que também constrói nosso fazer culinário para que juntos possamos pensar um futuro com mais possibilidades – e que já está em curso – para a cozinha brasileira.

Quando as embarcações dos colonizadores apareceram no horizonte, as diversas etnias brasileiras já tinham criado – e seguiram criando – complexas técnicas culinárias baseadas nas suas diferentes visões de mundo e jeitos de viver. Mas faziam uma cozinha? Ou é a própria noção de cozinha que conhecemos um conceito trazido pelo colonizador? Proponho um exercício. Se precisasse, hoje, escolher um retrato para representar a cozinha brasileira, como seria? Qual a primeira pessoa que vem à sua mente? Homem ou mulher? Transgênero? De que raça? Patroa ou empregada? Seria uma cozinheira de casa ou de restaurante? Um homem de dólmã e faca na mão? Uma mulher com o traje tradicional de baiana? Uma indígena com um tipiti? Uma vovó de avental? Afinal, como seria o rosto da cozinha brasileira?

Para tentar responder a essas perguntas, proponho começar pelo livro que é a grande referência nacional sobre a origem da nossa comida: *História da alimentação no Brasil*. Nele, o historiador, antropólogo e folclorista potiguar Luís da Câmara Cascudo propõe ter sido uma cunhã – uma jovem indígena – a primeira cozinheira brasileira. Não fica claro se ele está se referindo às responsáveis pela agricultura e diferentes preparações nas suas etnias, mas tudo indica que a caracterização tenha sido feita a partir do modelo de sistema culinário português. Como se por aqui a cozinha tivesse chegado antes da cozinheira. Faz sentido: com seus paradigmas culinários numa mão e o açoite na outra, o homem branco europeu partiu em busca de alguém que coubesse nas funções da cozinha como ele a conhecia. É mesmo provável que a primeira pessoa a ser chamada cozinheira nessas terras tenha sido uma indígena aliciada e introduzida aos saberes da culinária europeia.

Como conta a história, não demorou para que fossem trazidos africanos para o trabalho escravo que baseou o projeto de desenvolvimento econômico das novas terras. A partir dali, as mulheres africanas passaram a tomar conta das cozinhas coloniais. Chegaram com o destino de submeterem-se às determinações da fidalga portuguesa que ordenava os cardápios e métodos de preparo.

Num panorama geral, vai se moldando um fazer culinário onde a ordem é portuguesa, o ingrediente é indígena e a mão de obra é africana. O que não significa dizer que a única contribuição africana veio dos braços, nem que o único legado indígena seja botânico. Apesar das valiosas heranças e contribuições dos diferentes pilares, a construção da cozinha brasileira não se dá num processo harmônico, mas ocorre em paralelo a um agressivo processo de violação de direitos. Ainda assim, à revelia de tamanhas violências, vemos a permanência de práticas culinárias com diferentes origens evidenciarem o quanto nossa cozinha se baseia também no conhecimento e tecnologia africanos e indígenas. A despeito da pretensão colonial, a inteligência dos povos escravizados deu conta de transgredir a ordem, metendo seus temperos e métodos, que seguem firmes muito além das nossas farofas e quitutes.

Somos o país que descende das ganhadeiras: negras escravizadas – ou alforriadas – que ocupavam as ruas das cidades coloniais com seus tabuleiros, vendendo frutas, mingaus, vatapás, refrescos e toda a sorte de mercadorias. Mulheres com importância que ultrapassa a cultura alimentar: seus ganhos financeiros foram a moeda necessária para financiar alforrias de irmãos escravizados e para manter espaços de liturgia. Mulheres cozinheiras – mas não só – que foram fundamentais nos movimentos abolicionistas. Embora homens também participassem como trabalhadores escravos no preparo da comida, até aqui a cozinha brasileira tem cara de mulher: cunhã, escrava, senhora, ganhadeira, freira, dona de casa ou moça prendada nos afazeres domésticos em busca de marido.

Mas o tempo foi passando e nossos semblantes foram se modificando. Mudanças alimentares estão entre os muitos impactos da vinda da família real para o Brasil. Trazem consigo, entre outros, a popularização do arroz, que se casará com o feijão e a farinha já costumeiros por aqui. As importações incluíram cozinheiros europeus que cuidaram dos caprichos da mesa da sociedade em expansão. Foram eles os responsáveis por feitos como o Baile da Ilha Fiscal, que marcou o último evento do Período Imperial, há pouco mais de 130 anos. O requintado cardápio oferecido a oficiais chilenos, como de costume todo escrito em francês, estava repleto de *fondants, croquembouches* e *petit bouchées*. Incluía também ampla carta de vinhos importados e trazia preparações curiosas como a "Galantine a la Provence de Minas [Gerais]" e a "Jacutinga et pigeons sauvages a la Guanabara".

Com a Lei Áurea assinada um ano antes e a Proclamação da República no mesmo ano do baile, ambos os eventos na esteira do processo de industrialização mundial, a cozinha profissional passou, muito lentamente, a ser ocupada por pessoas livres. O ofício do alimento serviu também como recurso de sobrevivência para ex-escravas desempregadas e sem direitos, que colocaram seus tabuleiros na rua ou cozinharam para fora, seguindo a tradição das ganhadeiras e aproveitando o crescimento das cidades.

Levou apenas algumas décadas para que aumentasse o número de restaurantes que atendessem não só às exigências da vida do trabalhador urbano, mas também ao desejo de entretenimento das famílias de ex-fidalgos, dos barões do café e de outros brasileiros com expressão econômica diante da Revolução Industrial nacional. Para isso, intensificou-se ainda mais a importação de chefs, que passaram a ocupar lugar de destaque e algum prestígio numa empreitada secular da classe dominante em recriar no Brasil uma atmosfera europeia.

Começaram a ficar nítidas as primeiras marcas de expressão da fisionomia da cozinha contemporânea. Se no período colonial tínhamos uma sobreposição da ordem branca sobre o trabalho escravo, aqui começa a se delinear uma cozinha em que os homens recebem os louros do trabalho construído por mulheres.

Quando falamos da Segunda Guerra Mundial, no capítulo "Sobre ganhos e perdas", destacamos alguns dos fatores que mudaram a comida no mundo. Vimos que a partida das mulheres para o trabalho fora de casa não equivaleu à diminuição das demandas domésticas. Se a mãe não cozinha, ninguém come! Se a esposa não prepara a quentinha, precisa aturar a fúria. Fazer a lista, comprar, guardar, cozinhar, servir, limpar, administrar as contas da feira, variar o cardápio para agradar a todos os gostos. Enquanto a mulher lutava por direitos civis básicos, a gastronomia foi se desenvolvendo quase à revelia do protagonismo profissional feminino, dando espaço no centro do palco (ou do fogão) ao chef.

Ainda sobre o panorama gastronômico que foi se atualizando – ou será que foi se construindo? – ao longo do último século: apesar do fim da Belle Époque (1871-1914) e dos impactos das duas guerras, a influência francesa seguiu presente ao longo de todo o século XX. A partir dos anos 1970, o mundo foi arrebatado por um movimento gastronômico que trouxe uma nova onda de profissionalização das cozinhas. A *nouvelle cuisine* – como ficou conhecida – se fartou com os avanços tecnológicos para desenvolver e aprimorar técnicas precisas, intervenções quase artísticas, detalhadamente planejadas, que mudaram de muitas maneiras o foco que se põe sobre o prato. Passa a importar de fato quem é o cérebro por trás das mãos criadoras da comida, da maravilha gastronômica, representada quase como uma joia. Movimento fundamental para a gastronomia moderna como a conhecemos, representa também a consolidação de uma mudança significativa no imaginário social que recai sobre o profissional cozinheiro.

Esses pontos históricos nos ajudam a contornar não somente o estabelecimento do mercado gastronômico no nosso país, mas também a consolidação e a naturalização das diferenças entre gênero e entre raça nos diversos estágios da cozinha brasileira. A celebrização da profissão de chef – que possibilita, entre outras coisas, que estejamos aqui falando sobre comida no cotidiano – falha não só ao não conseguir jogar luz, mas também ao pôr sombra sobre o trabalho das mulheres que ao longo dos últimos milhares de séculos constroem esses saberes.

A construção das narrativas profissionais sobre o fazer culinário parece estabelecer um marco em que as mulheres responsáveis pela alimentação se tornam coadjuvantes. Para o feminino se resguarda a cozinha domiciliar, doméstica, a cozinha compulsória do dia a dia, que se repete à exaustão. Apreciada nas narrativas do amor, do afeto, do carinho, mas não da técnica, do reconhecimento e da remuneração financeira. O lugar celebrizado, do acesso ao capital, do restaurante gastronômico, do programa de TV e das premiações, daqueles que não são apenas braços, mas seres criativos, se firma como um espaço masculino e branco. Essa "masculinização" não é uma exclusividade brasileira, tampouco gastronômica. Algo muito parecido ocorreu com o mercado da costura, com a grande ascensão dos estilistas homens.

Sentimos que, por justiça, ao invés de premiações específicas para chefs mulheres, as teríamos ao contrário: eles, sim, são exceção nas cozinhas. Será que ainda teríamos anúncios de vagas de trabalho restringindo mulheres sob o argumento de que elas não dão conta da brutalidade de uma cozinha profissional? Será que, se o feminino fosse o centro das nossas cozinhas profissionais, teríamos a brutalidade como uma das suas características? Que rosto teríamos, que versão da história seria contada e quais inversões seriam possíveis se a celebrização da cozinha profissional tivesse feito justiça aos milênios de dedicação das mulheres na construção das técnicas culinárias e da seleção de ingredientes?

Por paradoxal que seja, há um sinal de que as coisas podem melhorar. Alertas e crises ambientais, sanitárias e sociais têm exigido novas posições do mercado e das empresas na relação com a sociedade. Chefs, cozinheiros profissionais, sujeitos do seu tempo, são chamados a reconhecer essas construções e, principalmente, combatê-las. De que forma? Rechaçando e punindo o machismo e o racismo em si e nos outros, reconhecendo e referenciando as autorias populares, respeitando a propriedade cultural das comunidades, reivindicando – e oferecendo – melhores condições de trabalho e renda dentro das cozinhas. Acredite: falta do que fazer nunca será problema!

E, por aqui, nesse instituto fundado, presidido e dirigido por mulheres que preservam e divulgam o conhecimento de outras mulheres, seguiremos tensionando os desequilíbrios decorrentes do nosso processo histórico e que refletem no jeito de comer e de tratar quem nos alimenta. Para que possamos chegar num momento em que a apropriação não seja uma prática despreocupada, que o machismo na cozinha não siga gerando dor e que se faça valer o suor das mulheres brasileiras na construção dos nossos saberes culinários.

# Sopa de letrinhas

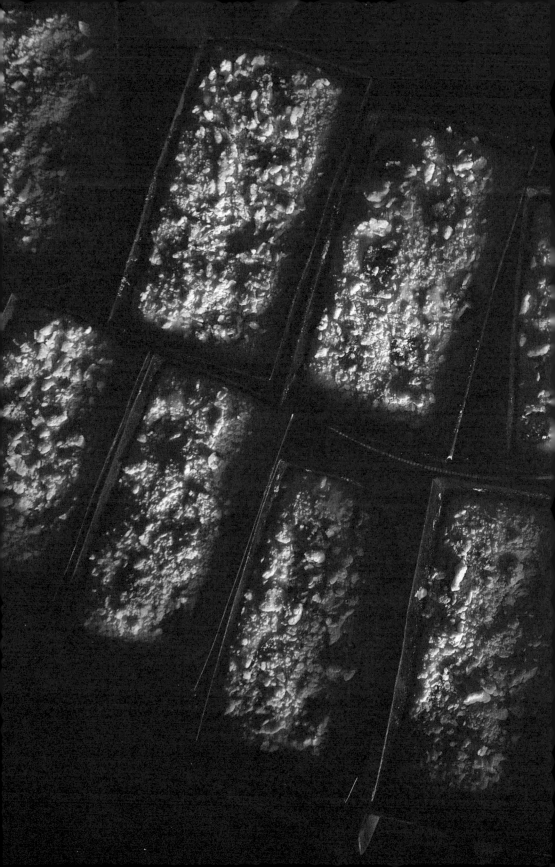

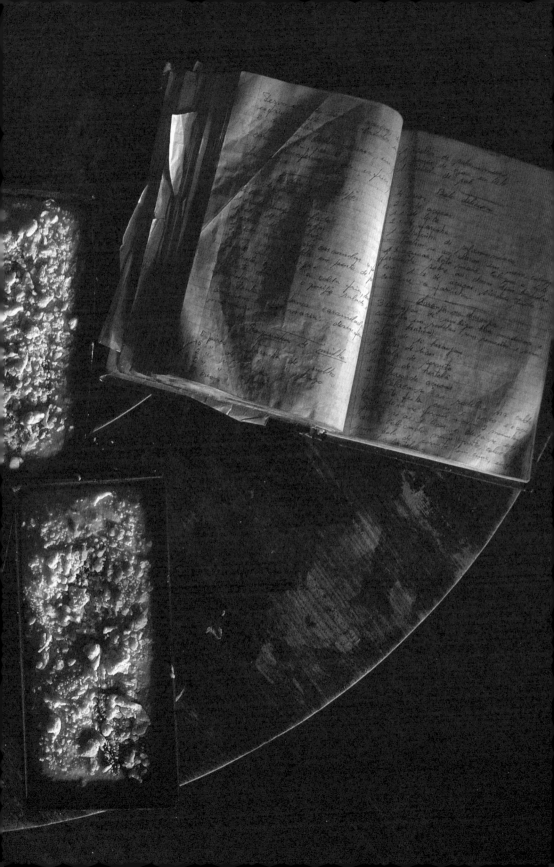

Rachel de Queiroz foi a primeira mulher a conquistar o direito de ocupar uma cadeira na Academia Brasileira de Letras, em 1977. Seu livro de estreia, *O quinze*, tinha sido publicado quase 50 anos antes e contava uma história de 1915. Romance ficcional de grande importância para a literatura nacional, trata da seca que acomete a cidade de Quixadá, no sertão cearense. Precisei ler *O quinze* para o vestibular, mas foi somente numa leitura feita quase duas décadas depois que pude perceber a autora falando sobre comida.

Ao pesquisar alimentação humana, muitos materiais podem ser úteis. Jarros, utensílios ou seus fragmentos podem ser levados a laboratório para identificar quais preparações continham, ajudando a mapear, por exemplo, há quanto tempo domesticamos o milho na América Latina. Cadernos contábeis do Brasil Colônia nos ajudaram a identificar produtos comprados e vendidos pelos engenhos de açúcar, dando dimensão do que era consumido na época. Desde as pinturas rupestres, as artes plásticas e a escultura foram também fundamentais no registro visual de ingredientes, mesas e plantações. Não é de se estranhar que a literatura também nos ofereça elementos. Com a vantagem de estarem escritos por aqueles com a genial habilidade de narrar de forma simples o complexo sem cair no banal.

Em *O quinze*, Rachel faz referência aos cajueiros, marmelos, juazeiros, umarizeiras, lembrados com saudade de quando davam frutos. Você conhece umari? E da raiz do mucunã, já ouviu falar? Ao longo dos capítulos, a escritora nos fornece muitos elementos para pensar a história da alimentação no Brasil. Traz nomes de ingredientes e seus usos, como o bode, os pirões e o mungunzá. Conta da organização dos trabalhos da cozinha, revelando duas cozinheiras da família de senhores: uma cunhã, na fazenda, e uma negra, na cidade. De quebra, demonstra como o mesmo fenômeno climático afeta de forma distinta os diferentes grupos sociais, destinando os ricos ao recesso e os pobres à fome.

Foi somente nessa segunda leitura, adulta e mais atenta, que pude perceber a inteligência com que água, carne seca, farinha, rapadura, leite e café são usados para criar atmosferas de conforto, de incerteza, de esperança ou desespero. Como em *Morte e vida severina*, escrito por João Cabral de Melo Neto, a fome se torna uma personagem que está sempre ali, à espreita, pronta para exigir seu protagonismo oportunista.

Mas há também outras versões, de Nordeste e de Brasil. Jorge Amado, o modernista baiano, empacotou a cozinha de dendê em páginas de romance e traduziu para o mundo inteiro ler. Nascido e criado no sul do Brasil, meus primeiros contatos com as moquecas, abarás e carurus foram intermediados pelos romances de Jorge Amado, nas páginas dos livros ou nas novelas, pelos quitutes de Gabriela e de tantas outras personagens que lidavam com as panelas.

São tantos os exemplos na extensa obra traduzida para dezenas de países e amplamente adaptada para teatro, cinema e televisão. Um dos meus romances favoritos, *O sumiço da santa* (1988), conta a história de uma imagem religiosa emprestada para o Museu de Arte Sacra da Bahia que, ao desembarcar no porto, vira orixá e sai pela cidade fazendo suas justiças. Até aqui, nada a ver com comida, certo? Acontece que, ao longo do texto, o escritor usa diferentes cardápios para caracterizar seus núcleos de personagens. Nas páginas, os hábitos alimentares são mais do que dieta, são metáforas que ajudam a representar afinidades e, no caso adiante, antagonismos, como se as refeições pudessem confirmar que não são da mesma turma.

De um lado, no ambiente do museu, o alemão Dom Maximiliano von Gruden, personagem importante do livro, aprecia uísque, licores caros e vinho. Seu café da manhã, quase sagrado, leva apenas um copo de leite, uma pequena omelete de queijo e uma fatia de mamão. De outro, nas festas de largo e na mesa "do povo", cerveja gelada, batidas e quentão de cachaça, canela e cravo. O escritor desenha frases que engorduram as páginas: "Nos tabuleiros olorosos, os acarajés, os abarás, o peixe frito, os caranguejos, a moqueca de aratu envolta em folha de bananeira, o acaçá de milho. Nas barracas atulhadas, ruidosas, as comidas de coco e dendê: caruru, vatapá, efó, as diversas frigideiras e as diferentes moquecas, tantas!, galinha de xinxim, arroz de hauçá. [...]."

Quantos elementos o romancista nos empresta para que possamos pensar a cozinha brasileira! Impossível medir a importância que seu trabalho exerceu na formação do imaginário nacional sobre a Bahia e a comida baiana. Ao escancarar nossa diversidade, Jorge Amado nos atiça a pegar esse país cheiroso e diverso pelas mãos e se lambuzar de Brasil até escorrer pelo queixo.

Sentimento parecido quando lemos *Macunaíma*. A obra traz tantas referências alimentares que continuam sendo estudadas quase 100 anos depois de sua publicação. Para mim, há um trecho emblemático, quando o herói brasileiro nascido no fundo do mato-virgem, na busca da sua muiraquitã, encontra Dzalaúra-Iegue, a árvore que dá todas as frutas ao mesmo tempo. Ao longo das páginas vemos quase um inventário de produtos nacionais: abricós, cajus, tucupis, cajás, cajás-mangas, araticuns, abacaxis, jabuticabas, butiás, graviolas, pupunhas, bacuris, pitangas, guajirus, matrinxãs, jatuaranas, carimã, doces enfeitados com papel e tantos outros.

Mário de Andrade, autor do clássico e um dos fundadores do modernismo no Brasil, foi também um dos responsáveis pelos projetos de conservação do patrimônio brasileiro que resultaram, entre outras coisas, na criação do Instituto de Patrimônio Histórico e Artístico Nacional. Ao longo da sua carreira investigou mitos culinários – como a proibição de comer manga com leite! –, pesquisou e defendeu o valor imaterial da cozinha brasileira.

Entre as muitas novidades, algumas soam disruptivas ainda hoje: como secretário municipal de Cultura de São Paulo, pleiteou a criação do que chamou de restaurante nacional. Financiado pelo governo, o objetivo desse estabelecimento seria inventariar, desenvolver e apresentar a cozinha brasileira. Afinal, se construímos estruturas para expor artes visuais, salas de projeção para filmes e bibliotecas para os livros, por que não restaurantes para expor nossas receitas regionais? Inevitável imaginar quais rumos a cozinha brasileira teria tomado se tivéssemos topado essa lucidez modernista.

Na mesma época em que Rachel publicava *O quinze*, as *Novelas paulistanas*, escritas por Antônio de Alcântara Machado, contavam de uma São Paulo em início da industrialização, marcada pela chegada de migrantes brasileiros e europeus. Textos como *Brás, Bexiga e Barra Funda* nos dão pistas das costuras sociais e alimentares geradas na urbanização desse resistente território indígena e caipira: a carne de leitão convive com gasosas; geleias de casca de laranja preparadas à tradição portuguesa como os doces de ovos convivem com goiabadas caipiras e fazem par às pizzas de panela. Uma São Paulo que discute nos Mercados a cotação da cebola, come amendoim com cerveja no capô dos carros, enquanto ensaia sua tradição de pão com manteiga e um café pingado com leite. Café da manhã continental para uma cidade continente.

De página em página, uma referência aqui e outra ali, esses e muitos outros autores contribuíram para a construção de representações sobre os hábitos alimentares do último século, ocupando os espaços das bibliotecas, cinemas e televisão num país pré-internet. No rádio, cantores também deram suas contribuições para a imagem da nossa cozinha, como fez Carmen Miranda ao exaltar o camarão ensopadinho com chuchu ou Chico Buarque ao transformar em versos o ritual de preparo da feijoada completa.

Livros, músicas, artes plásticas, filmes, peças de teatro se tornaram, ao lado de chefs e restaurantes, embaixadores das diferentes cozinhas brasileiras. No capítulo seguinte veremos como essas manifestações artísticas e culturais podem ser aliadas da gastronomia na construção de relações com outros países. No mínimo, serão sempre testemunhos dos êxtases ou das crises, da fartura que faz abrir o primeiro botão da calça ou do desespero que causa a incerteza da comida de amanhã.

# Gastrodiplomacia

# "A Alca é o *fim* da soberania"

## Alienação

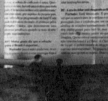

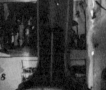

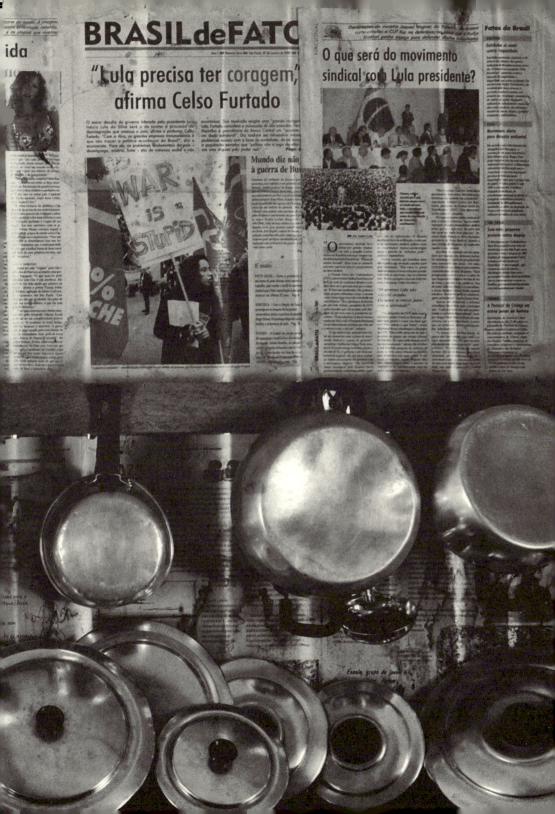

Com frequência nos perguntam quando a cozinha brasileira ganhará o mundo. Quem questiona quer saber se falta muito para que sejamos reconhecidos – e reconhecermos – nossas pururucas, barreados, frangos cheios, x-caboquinhos, charques, chipas e tantos outros. A pergunta legítima revela um desejo de ver o Brasil em lugar de destaque, representado mundo afora pelas nossas deslumbrantes tradições culinárias.

Entre os profissionais de cozinha, tentamos adivinhar ou desenvolver o produto que conseguirá romper barreiras e fazer o mundo se apaixonar pela mesa brasileira. Qual será o nosso equivalente ao ceviche? Qual será nosso kimchi? Será a coxinha? O pequi? O bolo gelado de coco? A galinhada? Cuscuz? Candidatos ao posto de estandarte da cozinha nacional não faltam. O que falta, então?

Falta pouco. Muitos pilares já foram erguidos, mas pontes importantes precisam ser feitas. A expansão internacional de uma gastronomia se dá de muitas formas, que não passam somente pelas cozinhas. Nesse aspecto, aliás, estamos prontos. Temos toda a matéria-prima e disposição para começar. Acontece que essas são decisões mais diplomáticas do que culinárias. Observamos que países que desenvolveram estratégias para colocar suas cozinhas no topo o fizeram por razões bastante claras e vinculadas à política de Estado. Ainda que eu saiba e siga afirmando que a comida tem muitos significados, também sei que continuarei me surpreendendo com quão numerosos eles são. Agora, veremos como ela é também diplomacia, e que não é de hoje.

Todos conhecemos a Carta de Pero Vaz de Caminha. O primeiro documento que temos sobre o Brasil é também o mais antigo registro sobre alimentação em terras brasileiras (data de 1500, escrita entre 26 de abril e 2 de maio). Nele, a comida ocupa lugar central nas primeiras trocas estabelecidas com os recém-chegados europeus. O manuscrito conta dos alimentos que foram oferecidos aos indígenas e como eles foram recebidos: levados à boca e cuspidos em seguida. Não é de se estranhar, eu provavelmente faria o mesmo ao provar sabores tão diferentes oferecidos por aquela gente branca e barbuda que era em nada familiar. Imagine a surpresa – teria sido esse o sentimento? – ao provar o presunto cozido e defumado, os confeitos açucarados? Ou mesmo os peixes condimentados, tão diferentes do fresco assado no moquém que compunha suas dietas.

O registro conta que, ao longo dos sete primeiros dias, estabeleceu-se uma "dança" de aproximação, onde muito foi provado e cuspido antes da confiança necessária para engolir. O sal e o açúcar além do gosto da comida velha, guardada, teriam desagradado a qualquer um, inclusive os navegantes. Nas naus estava o que restava da comida da tripulação: carne de carneiro, galinhas, pão de trigo já embolorado na travessia, fartéis – massas doces geralmente à base de amêndoas, açúcar, ovos e trigo –, vinhos, ovos e figos açucarados. Do que levaram da terra há menos registros. Mas, com toda certeza, subiram a mandioca – que os portugueses acreditaram ser inhame – e sua farinha, frutas frescas, caças, peixes e água potável.

Parece óbvio, né? Oferecer comida talvez seja um dos gestos universalmente compreendidos como aceno ao convívio amistoso, reconhecimento da humanidade do outro. Fazemos isso até hoje: na escola dividimos o lanche para selar amizades; adultos convidamos para um café quando queremos fechar negócios; colocamos um doce na mesa de cabeceira do hotel para receber hóspedes; oferecemos jantares para reforçar laços afetivos ou aproximar pessoas que estão se conhecendo. Gestos que parecem dizer que com o estômago satisfeito os ombros parecem estar mais soltos.

Comida é uma ferramenta diplomática de alto impacto e grande uso. Pense, por exemplo, nos grandes banquetes oferecidos na Europa medieval, com centenas de pratos, durante dias. Rituais que serviram, entre outras coisas, para demonstrar a superioridade de um reino, a fartura alcançada nos seus pomares e currais. Num mundo sem supermercados, era preciso produzir a maior parte do que se servia. Jantares como o do Baile da Ilha Fiscal tinham a pretensão de demonstrar a força do Império brasileiro frente às conspirações republicanas. Comida é também negociação, bandeira branca, declaração de guerra e de independência.

Que arma poderosa essa apresentada nos pratos! Elas têm a força de nos convencer não pela imposição, mas através do prazer e da conexão emocional que o alimento gera. Uma forma fácil e acessível de demonstrar – ou forjar – valores e intenções. Resta a pergunta que nos fazem: quando será nossa vez? Quando a cozinha brasileira tomará o mundo como fizeram Peru, Coreia do Sul e Tailândia? Somos os próximos? Que tal se examinarmos o que há de comum na história desses países?

De antemão, podemos assegurar que o reconhecimento de cada uma dessas gastronomias tem mais a ver com método do que com mérito culinário. Não se engane: essas cozinhas são excelentes e repletas de talentos. Porém, só conseguimos enxergá-las porque há um método planejado que criou plataformas que as expõem sistematicamente. Eis uma das pontes que nos faltam. Em comum, esses países usam a gastronomia para ampliar o turismo, aquecer o mercado de alimentação, remodelar o agronegócio, aumentar exportações, combater o subemprego. Neste enquadramento, a comida passa a ser um símbolo de relevância no cenário mundial. É tanto orgulho nacional quanto resultado econômico, num projeto de "gastrodiplomacia", termo cunhado no início dos anos 2000.

Há apenas duas décadas, a Tailândia criou o Global Thai, uma campanha que pretendia, entre outros objetivos, expandir o número de restaurantes tailandeses fora do país. Com ações bastante vinculadas ao turismo, ao longo dos anos seguintes o programa foi se transformando e trazendo diferentes resultados. As parcerias e os recursos do projeto garantiram a presença da cozinha tailandesa nos principais eventos gastronômicos mundiais, além da realização de ações dentro do país. Das muitas iniciativas inovadoras para a época, oferecia aulas de cozinha direcionadas para turistas estrangeiros e subsidiava a exportação de ingredientes tailandeses para chefs que estivessem em outros países. Os resultados são evidentes: se em 1990 foram mapeados 900 restaurantes tailandeses pelo mundo, em 2016 eram mais de 15 mil. O país alcançou autonomia agrícola, redução da pobreza e crescimento econômico, além de combater as mazelas do turismo sexual, ao qual era fortemente associado.

Apenas um ano depois da Tailândia, em 2003, o Peru também começa a estabelecer suas estratégias, através de parcerias público-privadas que consolidaram a nação latino-americana como expoente gastronômico mundial. Uma grande conquista!

Ao incluir sua gastronomia no Plano de Política Cultural, em 2007, o país passou a investir esforços para que ela se tornasse um veículo de desenvolvimento econômico e social. A organização de festivais e feiras e o apoio aos restaurantes dentro e fora do país se tornaram pontos estratégicos, articulados entre sociedade civil – chefs, mas não só –, Ministério do Comércio e Turismo, entre outros.

Embora o país ainda padeça no combate à fome e precise repensar sua relação com o trabalhador do campo, precisamos reconhecer que a gastrodiplomacia peruana promoveu avanços significativos. Entre os resultados mensuráveis, estão o incremento do turismo; aumento e qualificação dos postos de trabalho do setor de hotelaria, alimentação e bebidas – que são números significativos em qualquer país –; desenvolvimento de pesquisa, registro e divulgação do patrimônio agroalimentar peruano; além dos resultados econômicos diretos e da melhoria da imagem do país no exterior. Nas palavras de Gastón Acurio, chef de cozinha e figura central no processo de estabelecimento do país como expoente mundial da gastronomia, "a culinária tem consequências políticas para uma nação".

Vários dos países conhecidos como Tigres Asiáticos têm utilizado a gastronomia para redefinir sua relevância no panorama mundial. Malásia e Coreia do Sul são alguns dos exemplos. No segundo caso, pareando o k-pop com a k-food, a "gastrodiplomacia kimchi", como é conhecida, começou a ser colocada em prática em 2008. Música e comida são apresentadas como símbolos paralelos, assim como o Brasil, mesmo sem querer querendo, já ousou exportar o samba e a caipirinha.

Os estudos de caso da área de relações internacionais estão repletos de detalhes das estratégias de *soft power* – campo onde os autores enquadram a gastrodiplomacia – empregadas por diferentes países, incluindo Japão, China e Estados Unidos. São minuciosos os trabalhos que abordam desde a identificação e o registro de receitas regionais até o estudo da variação dos nomes desses pratos.

Para algumas pessoas, o detalhamento desse panorama pode tirar um pouco da fantasia que criamos em relação às cozinhas regionais. E comida precisa de fantasia. Faz parte da sua concepção. É claro que a gente quer acreditar que um dia alguém se apaixonou pelo ceviche e resolveu apresentá-lo ao mundo, tornando-o popular, quase como se descobrisse um tesouro. Posso estar sendo romântico, mas talvez tenha sido exatamente isso que aconteceu. Mas, depois da descoberta e da paixão, foram necessários muitos outros esforços para o objetivo se completar.

Na empreitada de fazer nossa culinária rodar o globo, chefs e institutos de pesquisa têm papel fundamental. Porém, alcançam até um limite, por mais inovadores e relevantes que sejam seus trabalhos. Capacidade técnica e matéria-prima não nos faltam. Para cruzarmos os oceanos levando nossas tradições e colhendo impacto social e econômico não pedimos muito: não precisamos de um transatlântico, mas na braçada parece impossível.

Destrinchar o caminho dessas nações nos dá a oportunidade de aprender com seus acertos e ajustar os erros no desenvolvimento da nossa gastrodiplomacia da mandioca, das tacacazeiras, dos tabuleiros, da sociobiodiversidade que leve fogões a lenha, panelas de barro e moquéns pelo mundo. O percurso, ao que parece, passa pelo reconhecimento da gastronomia como um eixo de desenvolvimento com vistas a produzir impacto positivo no cenário interno e externo.

Estamos de mangas arregaçadas, faca afiada numa mão e colher de pau na outra, prontos e ansiosos pelas costuras que podem tecer uma sociedade mais próspera a partir das nossas cozinhas, sem deixar pontas soltas, integrando agricultura, turismo, cultura, educação, indústria, meio ambiente e quem mais quiser sentar-se à mesa.

# Pela cozinha brasileira

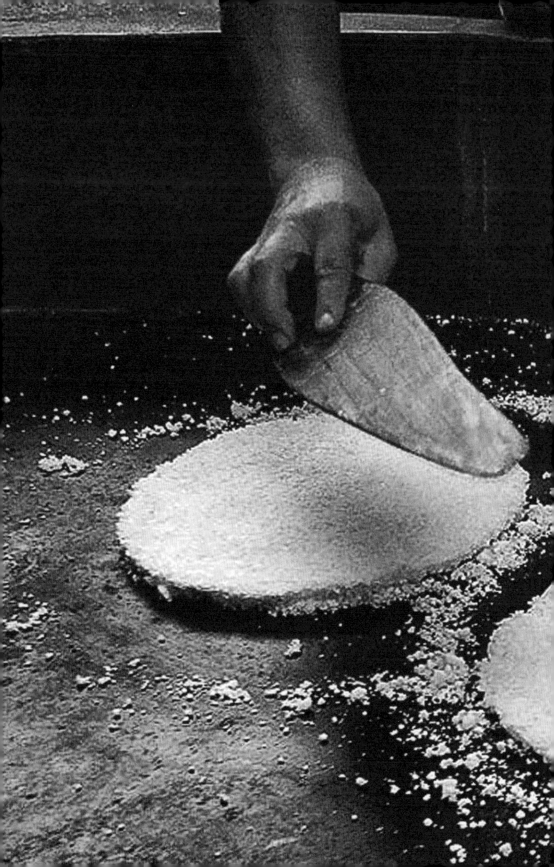

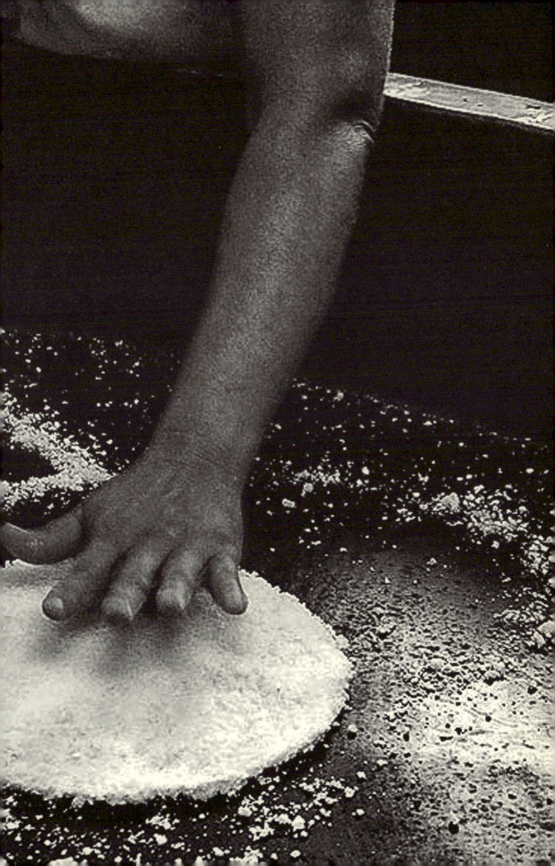

Queremos propor um brinde. Com cachaça, tiquira, cauim, chimarrão ou tererê, suco de bacuri, café passado no coador de pano e pingado com leite recém-ordenhado – ou com leite de amendoim recém-batido, por que não? Vamos brindar a uma cozinha viva e que se atualiza a cada migrante que traz consigo saudades da própria terra.

Queremos comemorar especialmente a cozinha brasileira que nos deixa baixar a guarda. Comida de casa servida em cima do fogão – que quando é a lenha faz ainda mais carinho –, que nos deixa à vontade e impõe contraste à tensão diante do receio de não saber segurar o hashi ou da pompa muitas vezes demandada pelo restaurante francês. A cozinha que quando usa "arroz com feijão" como expressão daquilo que é fundamental pode estar falando do feijão bolinha, do carioca, feijão-de-metro, fradinho, gorgotuba, guandu, feijão-mangalô, manteiga, manteiguinha, mudubim-de-rama, mudubim-de-vara, quarentão, e que podem ser multicoloridos: preto, rosinha, roxinho, verde, vermelho... muitos! Feijões que podem ser combinados com o arroz branco trivial ou com o agulhinha, cateto, castanho, pilado, vermelho... Com os quais também preparamos as galinhadas, o arroz de capote, o de cuxá, o de coco ou com pequi.

É fundamental celebrar a comida brasileira cheia de arestas e de surpresas. Como explicar melhor a sensação de quem, dentro do mesmo território, pode acordar comendo tapioca, tucumã ou bolo de fubá; pode almoçar macarrão de comitiva, carreteiro, sarapatel, peixe na telha ou na folha de bananeira, com molho de arubé ou pirão, pode preferir ainda quiabada de carne ou frigideira de aratu? Tem no cardápio do lanche biscoito de polvilho, cuca, cuscuz paulista, pupunha com café. Uma culinária que no jantar pode servir da quirera com suã à sopa de cambuquira.

Todas essas são tradições que besuntam e convidam à malemolência das ruas cariocas cheirosas de pão de ló e bolinho de bacalhau com molho campanha. Das praias do biscoito Globo com mate, queijo coalho e milho cozido. Cozinha que convida ao riso e pontua nossa irreverência ao oferecer as baixarias do Acre, as punhetinhas baianas – bolinhos de estudante vendidos nos tabuleiros – ou os cacetinhos gaúchos (conhecidos como pão francês e pão de sal no restante do território).

Somos a cozinha da farofa que resguarda mimos a cada mordida. Das crocantes às mais úmidas. Das cotidianas, puxadas no alho frito, às mais festivas, que podem levar até formiga içá, indo do toucinho à banana, passando por ovos, miúdos, couves, castanhas, azeitonas, carne seca no sal e frutas secas no açúcar.

E, por falar em açúcar, antes dele temos a garapa, o melaço, a rapadura. E com ele moldamos uma doceria que se fez mais diversa do que sua ancestral portuguesa. Dos figos passados que chegaram nas naus aprendemos a fazer nossos doces de caju, de jabuticaba, de leite, de mamão verde, mangaba, maracujá, mocotó. Criamos nossos pudins e manjares, pavês, cocadas, o icônico brigadeiro, olho de sogra, pé de moleque.

Não somos uma cozinha com um mesmo tom. Nossa culinária é essa escola de samba, alegórica, rica em detalhes para serem desfrutados no curso do desfile. Um receituário tão imprevisível quanto o riso frouxo do bloco na rua, da festa de largo. Gastronomia de quem assiste à cana virar caldo enquanto espera a fritura do pastel da feira.

Afinal, somos herdeiros do pilão de onde saem as paçocas de amendoim e de carne de sol. Pilão que é berço do tutu de feijão, dos molhos de pimenta, dos temperos que precisam ser machucados antes de entrar nos refogados baianos. Pilão que segue, na sua versão miniatura, nos cantinhos das cozinhas mineiras, de onde sai o alho socado com sal, fundamental para a paleta de sabores que agrada a região.

Queremos falar da potência de nos lambuzarmos de um Brasil que deseja o que cresce nos seus quintais, que gosta de enfeitar suas comidas, que abre a porta para os vizinhos na partilha da mistura de domingo, que marca de dedos copos americanos cheios de cerveja, evidências do seu acompanhamento – asinhas de galinha, mandioca frita, bolinho de piracuí, camarão no bafo, caranguejo toc-toc, linguiça na cachaça.

Cozinha e comida que olhe mais para si do que para a prima rica. Que reconheça na sua história, no seu jeitinho, a bem dizer na sua tecnologia, as manhas e as gingas que darão conta de seguir em frente. Desejar uma cozinha brasileira, e por assim dizer, um Brasil que possa desfrutar seus remelexos, sem precisar sair batido para conter suas sanhas.

Celebramos uma cozinha brasileira afrontosa, construída e transmitida por mulheres, de quem o mérito é direito. Queremos acolher esse Brasil órfão de pai e que se constitui tendo sempre que colocar algo por cima: feijão em cima do arroz, o catchup em cima da pizza, a banana em cima do açaí. Que precisa ter sempre algo por baixo, escondidinho. Que se ajeita para impressionar, arrumadinho.

Culinária das pimentas herdadas das cunhãs: murupi, cumari, jiquitaia, aroeira, baniwa arriba-saia, biquinho, bode, de macaco, de cheiro – várias! –, cambuci, olho-de-peixe e também da africana malagueta, relativizando a preponderância da gringa pimenta-do-reino, que já chega impondo seu sobrenome, insinuando ser melhor que as da terra.

Falamos, sim, de uma cozinha profundamente colonizada e que, para nossa esperança e por um trabalho de muitos braços, tem ousado se olhar, se buscar e se reconhecer na sua autenticidade, enfiando coco ralado na vaga das amêndoas para criar o brasileiríssimo quindim. Cozinha orgulhosa do cremoso de seus pirões, do crocante das suas farinhas lavadas e bijus secos, da eficiência de um bom mexidão.

Aprendemos a gostar daquilo que é de fora também por não conhecer o que está dentro. Precisamos estar atentos aos sobrenomes dos nossos ingredientes para, assim, não naturalizar a sensação de que qualquer azeite de oliva é melhor do que o melhor dos dendês de pilão. Queremos tão somente entender e explicar como se constrói esse desconforto, que muitos chamam síndrome de vira-latas. E, por que não, queremos também bradar que não podemos chamar de cozinha brasileira um *steak tartar* só porque leva chips de mandioquinha. Embora, por favor, fiquem à vontade para desfrutar nossas muitas raízes e tubérculos.

Toleramos os *burgers*, os *cookies*, *snacks*, *milkshakes*, *brownies*, *nuggets*, *smoothies*, mas desde que eles não escondam nossos bolinhos caipiras, empadões goianos, sequilhos, goiabinhas, cupuaçus batidos, caldos de piranha, mané-pelados, sardelas, peixes com açaí e carurus.

Queremos esse Brasil que, quando diz que está dando sopa, pode ser de berbigão, de caranguejo, de capelete, de feijão com macarrão, de milho verde, de pinhão. Pode ser até sopa pra comer sem colher, como a paraguaia. Culinária que usa suas farinhas e polvilhos pra engrossar o caldo do feijão e o ensopado de carne com jiló.

Que quando dá bolo pode ser de rolo, de noiva, de cenoura com chocolate, de queijo, de reis, de puba. E que quando diz que alguém comeu o pão que o diabo amassou não especifica se pão de ló, de torresmo, de milho, de mandioca, de mel ou pão delícia, iguaria soteropolitana.

Somos o povo que tica o peixe e que corta a couve no ar, finíssima, impecável. E queremos poder celebrar a cada dia mais essa cozinha biodiversa. Para que amendoim com casca seja item da lista e não substituto para nozes. Para que a gente subverta os usos, temperando pinhão com pimenta-de-cheiro. Desejando! Desejar o que está aqui para poder parar de olhar para o creme de avelã do amiguinho enquanto derrubam nossas castanheiras.

Ao mexer nossos caldeirões e revisar nossos moquéns, procuraremos sempre refletir o Brasil que desejamos e planejar como alcançá-lo através das nossas panelas. Por uma gastronomia que reflita um projeto de sociedade mais igualitária, onde a comida seja um direito garantido, que seja prazer de sentir o gosto daquilo que é bom, em todos os sentidos possíveis. Brasil que saia e nunca mais volte ao Mapa da Fome.

Cozinha que receba as recompensas deste país que desde 1500 oferta o que há de melhor e mais fresco para todos aqueles que pisam estas terras onde se plantando tudo dá.

Levantamos um brinde e convidamos: vamos juntos pela cozinha brasileira?

# EPÍLOGO
# Comida e pandemia

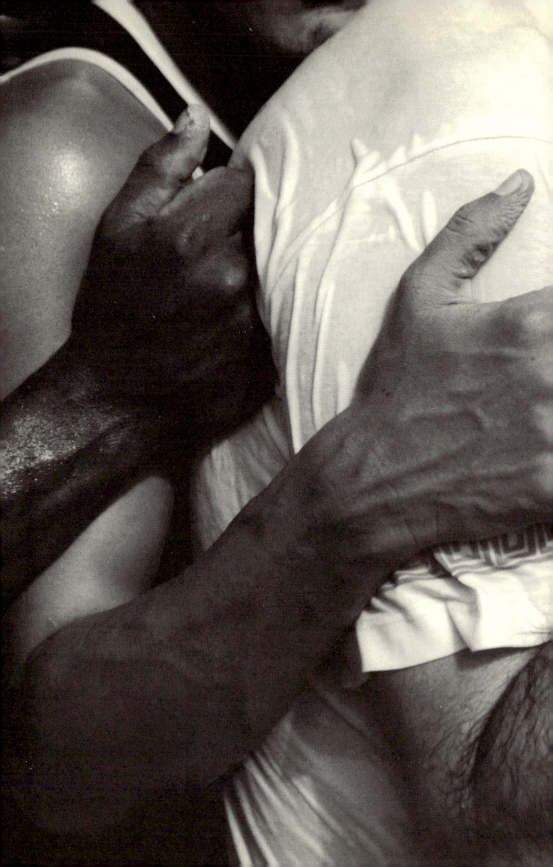

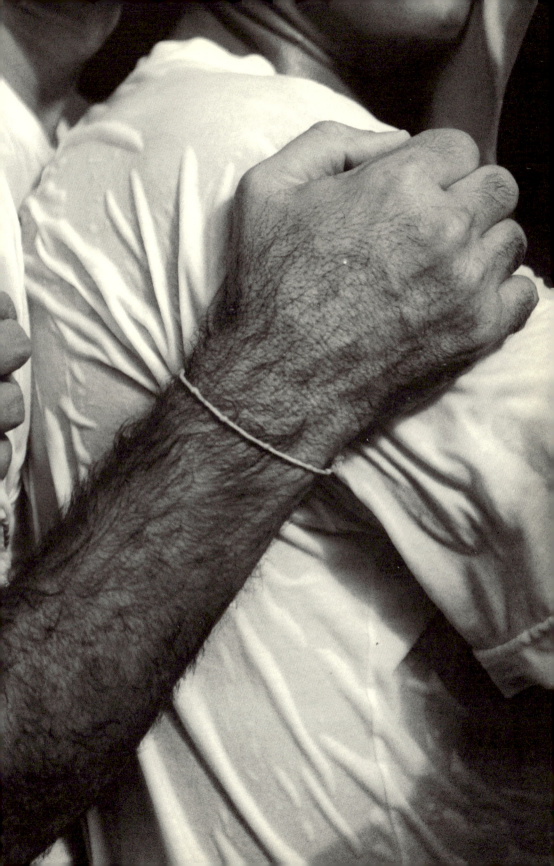

Em nome do Instituto Brasil a Gosto, presto solidariedade às famílias de cada um dos mortos no Brasil por causa da pandemia do novo coronavírus. Se reconhecemos que a cozinha brasileira é feita pela nossa gente, sabemos que com eles se vai um pouco da nossa cultura alimentar, das técnicas de manejo de ingredientes e dos métodos de preparo. Entre eles talvez estivesse o próximo Josué de Castro, que reescreveria a geografia da fome no Brasil. Talvez a chef – indígena, por que não? – criadora de uma nova cara para a cozinha brasileira. Nunca saberemos os talentos e as tecnologias que se foram na crise sanitária que enfrentamos e que em muitas medidas redesenhou nosso jeito de comer.

Vivemos um evento traumático em muitos sentidos. A comida e a pandemia de covid-19 se entrelaçaram desde as famigeradas notícias falsas que afirmavam ser o consumo de sopa de morcego o vetor inicial da transmissão do vírus até a assustadora alta do preço de alimentos e o consequente crescimento do número de cidadãos brasileiros vivendo com a fome ou com a incerteza da comida do amanhã.

Em março de 2020, as redes sociais foram tomadas por imagens de embalagens de alimentos sendo lavadas em água corrente para evitar a contaminação. As cenas concorriam com as de massas de pães sendo tratadas como animais de estimação. Os acometidos pela "pãodemia" fizeram a receita da sua versão caseira ser a mais buscada no Google em 2020 e argumentavam, entre outras coisas, que fazer pão ajudava a manter algum senso de rotina, num momento de tantas mudanças.

Restaurantes fechados, panelas em silêncio, salão apagado. Muitas pessoas voltaram a cozinhar em casa, inclusive cozinheiros. Ainda assim, as notícias sobre insegurança alimentar se multiplicaram mais rápido do que fotos e vídeos de desastres culinários na quarentena. No abre e fecha dos seus salões, muitos estabelecimentos investiram no serviço de entrega, tornando-o parcial ou definitivamente sua atividade principal. E, assim, aumentamos nossa atenção para o excesso de plásticos descartáveis e para as relações trabalhistas estabelecidas com os entregadores, que se consolidaram como agentes importantes da cadeia do alimento – que, definitivamente, não podem ser tratados como talheres biodegradáveis.

Estimativas falam da perda de milhares de vagas de trabalho no setor de alimentação e bebidas durante o primeiro ano da pandemia. Homens e mulheres que viviam de saciar a fome do outro ficaram com dificuldades para saciar a própria, somando-se a um número indecente de brasileiros enfrentando algum nível de insegurança alimentar e nutricional causada pela ausência de subsídios sociais que os amparem. Como conseguimos, quase em simultâneo, bater recordes de produção de grãos e voltar ao Mapa da Fome?

O brasileiro é forte porque precisa ser. Mas força nunca bastou. Além dela, é preciso a manha, o borogodó, o remelexo para dar conta de seguir confiando no bom que virá. É assim, pela dura realidade que se impõe, que doceiras de bairro recriaram seus kits de festa e bolos de pote. Baianas de acarajé recolheram seus tabuleiros e se reinventaram para dar prosseguimento ao ofício ancestral.

Ao inacreditável número de mortes e doentes confirmados de coronavírus se somaram crises ambientais, incêndios florestais, garimpo, desmatamento ilegal, apagões elétricos, casos escandalosos de violência racial, uma crise hídrica iminente. Esses e muitos outros fatores influenciarão a maneira como nos alimentaremos nos próximos anos.

Precisaremos executar um plano nacional de combate à fome, coletivo e coordenado, garantindo alimentação aos brasileiros, como resguarda nossa Constituição Federal. Comida é o primeiro direito e sem ele não é possível pleitear nenhum outro. A fome é violenta. É preciso fortalecer os sistemas nacionais de vigilância alimentar e nutricional, coordenando ações consistentes e contínuas para transferência de renda e geração de trabalho também através da gastronomia, mas não só.

Como consumidores, profissionais e cidadãos, não podemos mais dissociar comida e meio ambiente, sob o risco de consequências ainda mais severas para o nosso futuro. As decisões sobre como utilizaremos nossos recursos naturais para produção de alimentos no Brasil precisam ser resultado de discussões amplas e alinhadas aos interesses coletivos.

Para gostar de cozinha brasileira é preciso gostar de Brasil. Busquemos toda a sabedoria construída até aqui para responder aos dilemas alimentares que estão se colocando. Para repensar como seguiremos construindo nossas sociedades em torno da comida, em busca de uma alimentação a cada dia mais fraterna, em que a fartura das misturas seja uma constante na mesa de todos os brasileiros.

Façamos da nossa comida o motivo e o vetor de desenvolvimento social que traga vida para este país.

# O autor

**Max Jaques** é chef de cozinha e pesquisador no Instituto Brasil a Gosto, onde desenvolve investigações para a salvaguarda e divulgação do patrimônio agroalimentar brasileiro. Estuda e apresenta a cozinha brasileira como um eficiente mecanismo de desenvolvimento econômico-social.

**GRÁFICA PAYM**
Tel. [11] 4392-3344
paym@graficapaym.com.br